Grenze des Lebens, aber nicht der Liebe

TRÖSTENDE GEDANKEN FÜR TRAUERNDE

www.groh.de

GROH

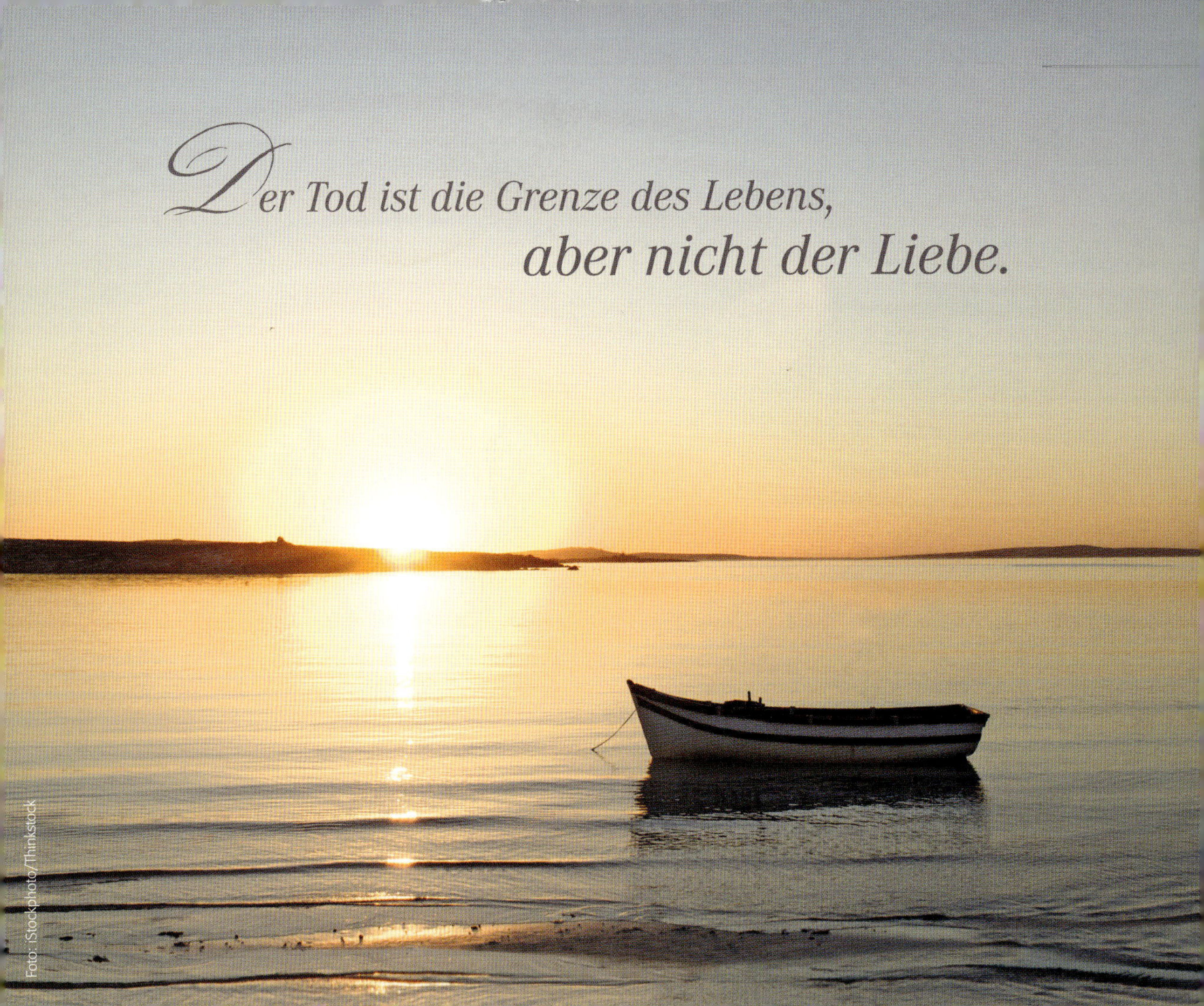

Foto: iStockphoto/Thinkstock

Wenn ein geliebter Mensch stirbt,
ändert sich unser Leben von einem Tag auf den anderen.

Wie sehr fehlt uns der Verstorbene,
seine Art zu lachen, zu reden, zu handeln…

Doch gerade dann, wenn wir daran denken, wie er war
und wie wir ihn liebten, wird uns ganz warm ums Herz, trotz aller Trauer.
In diesem Augenblick ist uns der Verstorbene wieder nah.

Solange wir uns an ihn erinnern und von ihm erzählen,
wird er in uns weiterleben.
Und uns mit den Strahlen der aufgehenden Sonne
jeden Tag einen tröstenden Gruß schicken…

Ein Mensch wird nicht sterben,
solange ein anderer sein Bild
im Herzen trägt.

IRMGARD ERATH

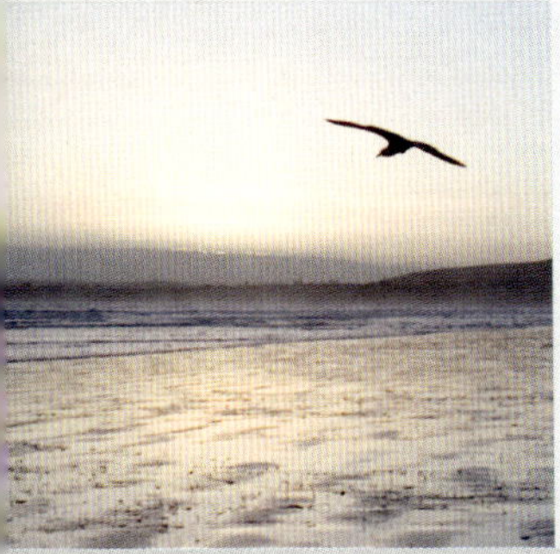

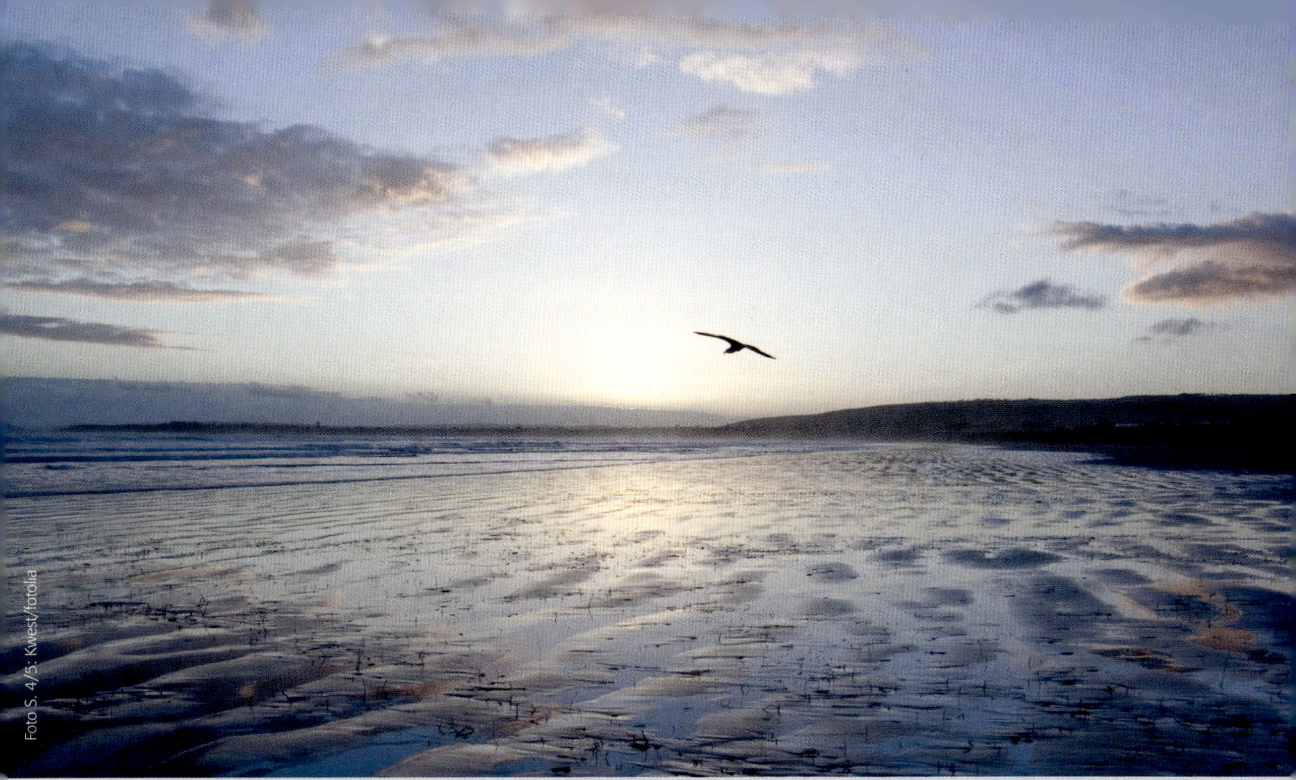

Foto S. 4/5: Kwest/fotolia

Der Mensch, den wir lieben,
ist nicht mehr da, wo er war, aber überall,
wo wir sind und seiner gedenken.

AURELIUS AUGUSTINUS

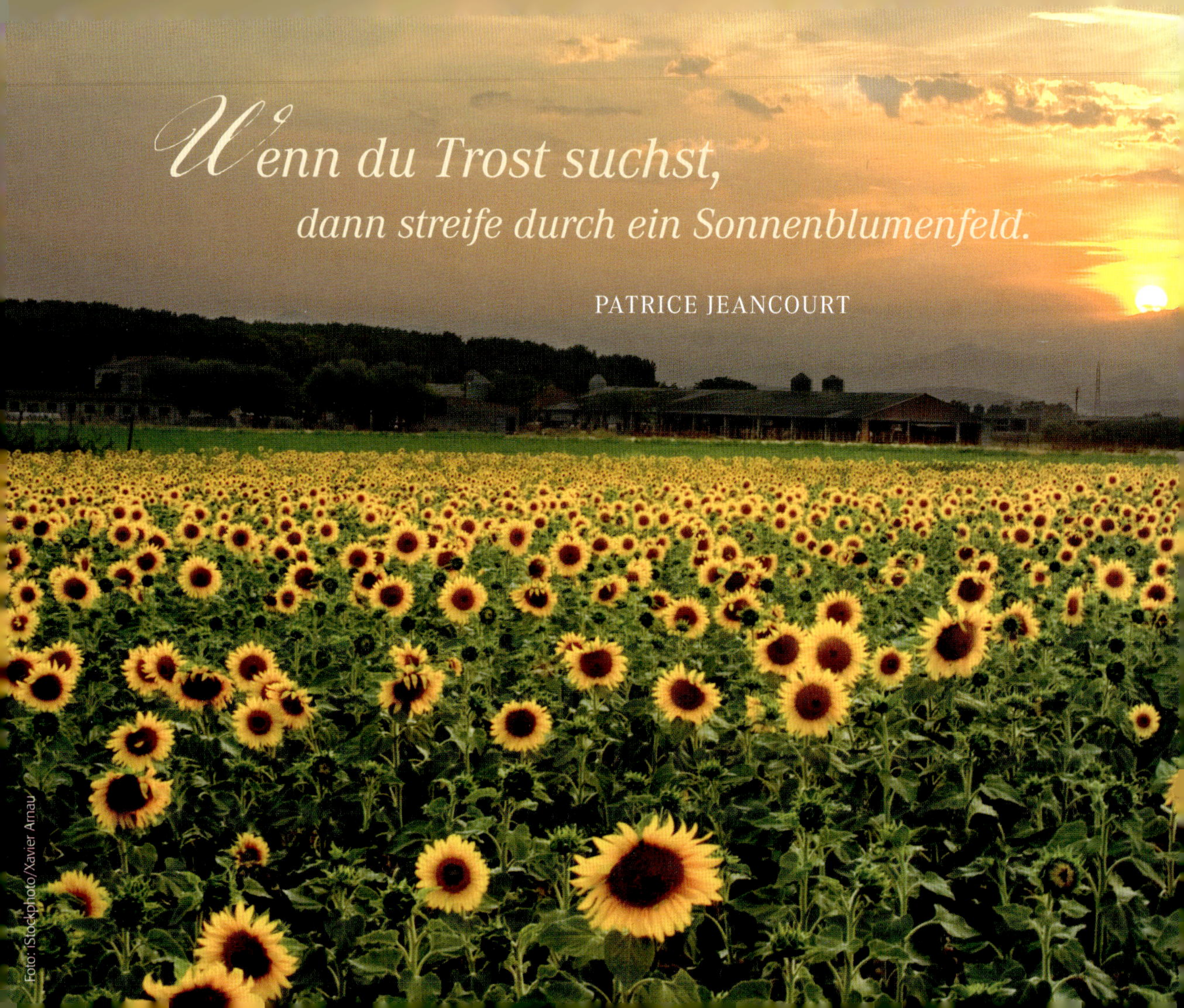
Wenn du Trost suchst,
dann streife durch ein Sonnenblumenfeld.
PATRICE JEANCOURT
Foto: iStockphoto/Xavier Arnau

Was mir in den bewegten jungen Jahren

an Tröstung geschah,

kam von der Natur, den Wassern, den Wolken,

den Blumen und Bäumen.

OTTO GILLEN

Und wenn uns die Menschen verlassen

und verwunden, so breitet ja auch immer der Himmel,

die Erde und der kleine blühende Baum seine Arme aus

und nimmt den Verletzten darin auf.

JEAN PAUL

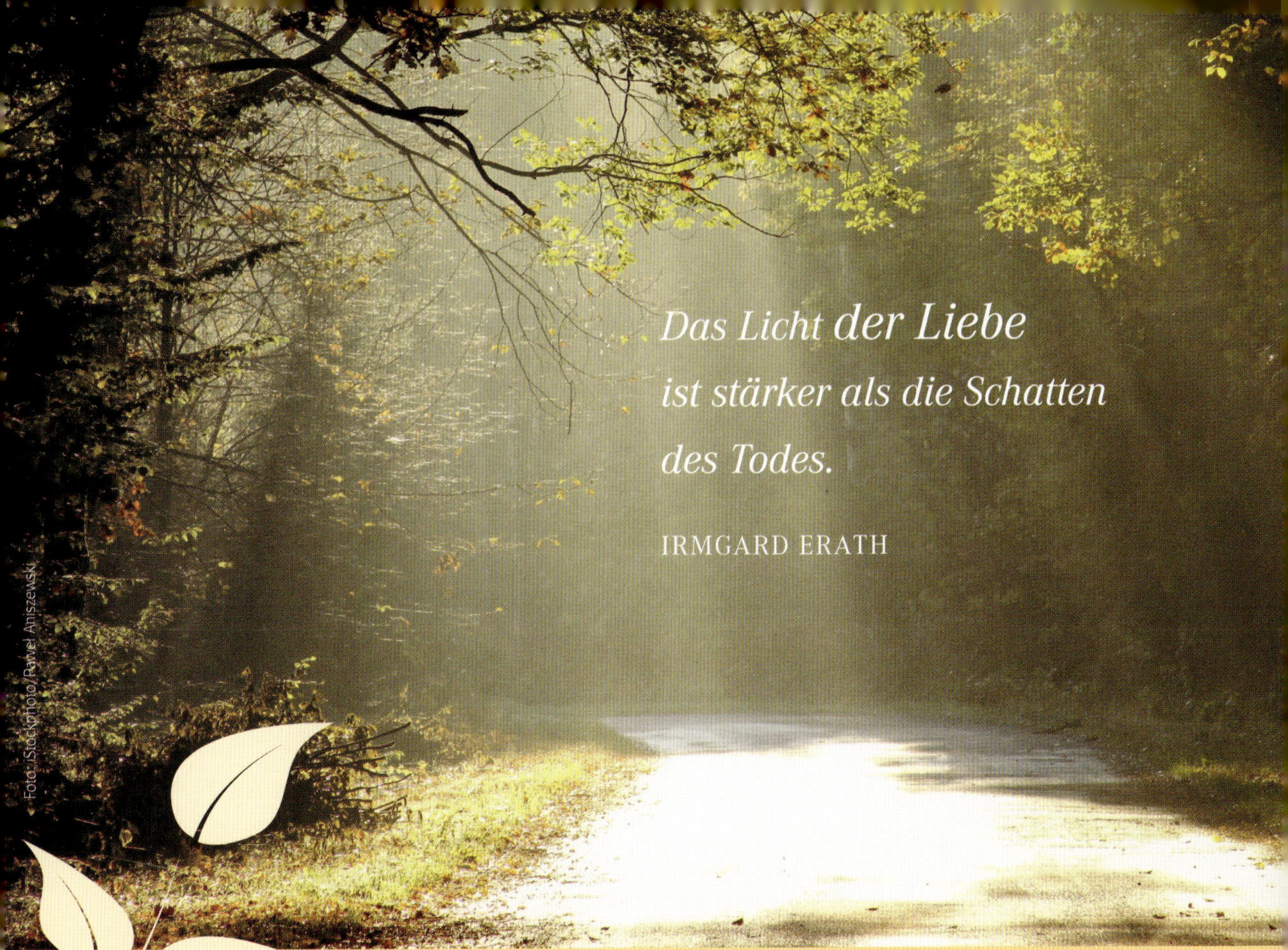

Das Licht der Liebe
ist stärker als die Schatten
des Todes.

IRMGARD ERATH

Foto: iStockphoto/Pawel Aniszewski

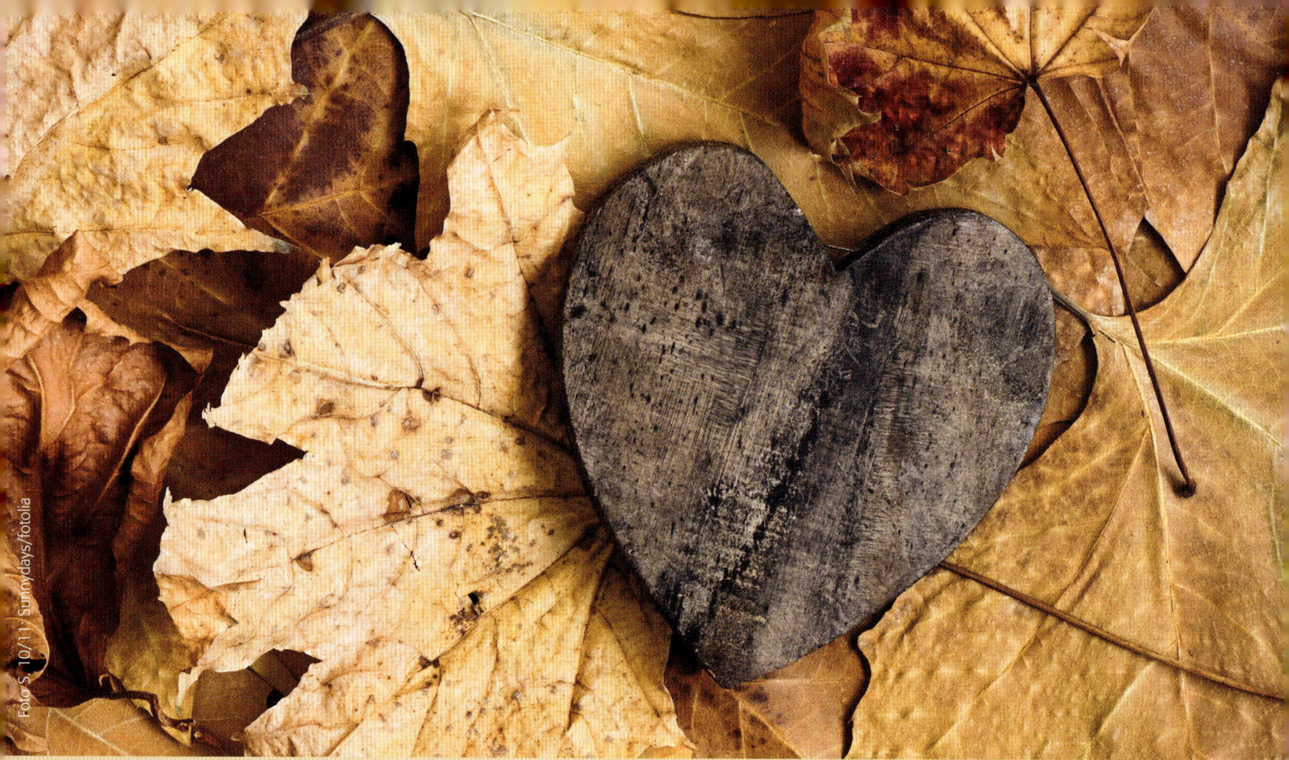
Foto S. 10/11: Sunnydays/fotolia

Menschen, die wir lieben, ruhen nicht in der Erde,
sondern in unserem Herzen.

B. G.

Der Dank für Schönes, das gewesen,
gibt Kraft, den Augenblick zu leben und Mut,
getrost nach vorn zu sehen.

MATTHIAS BLAHA

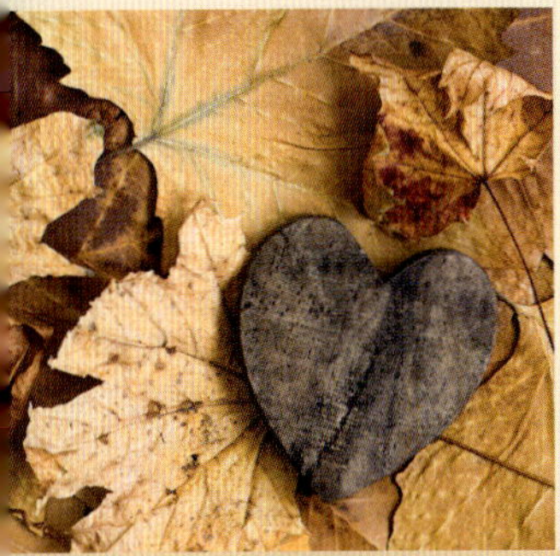

Du bist ein Schatten am Tage
und in der Nacht ein Licht.
Du lebst in meiner Klage und stirbst im Herzen nicht.
Wo ich auch nach dir frage, finde ich von dir Bericht.
Wo ich mein Zelt aufschlage,
da wohnst du bei mir dicht.

FRIEDRICH RÜCKERT

Wenn ich traurig bin und spazieren gehe,
so finde ich Trost in der Macht
und der Wahrheit der Natur.

JACOB GRIMM

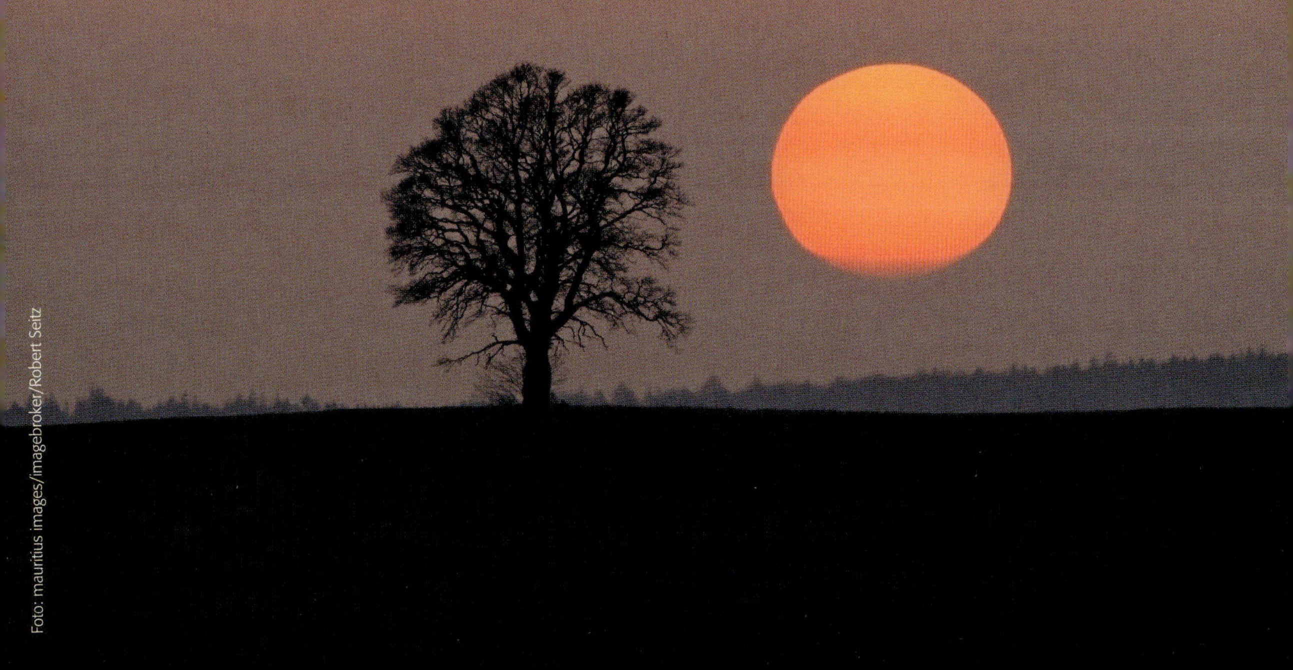

Foto: mauritius images/imagebroker/Robert Seitz

Wenn wir Abschied nehmen müssen,
schenkt uns die Liebe die tröstende Wärme
glücklicher Erinnerungen *und eine innere Nähe,*
die uns selbst der Tod nicht nehmen kann.

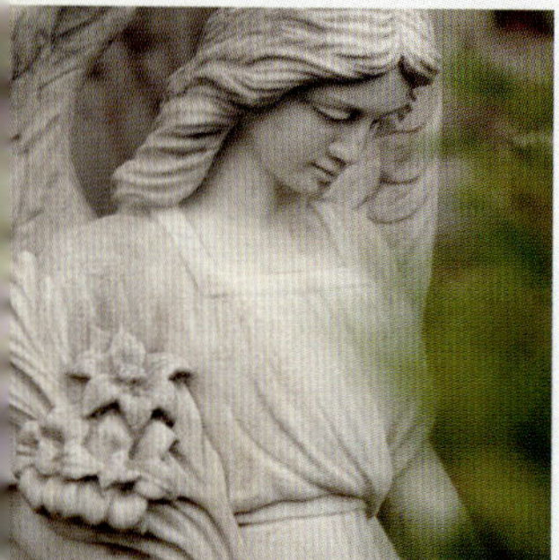

IRMGARD ERATH

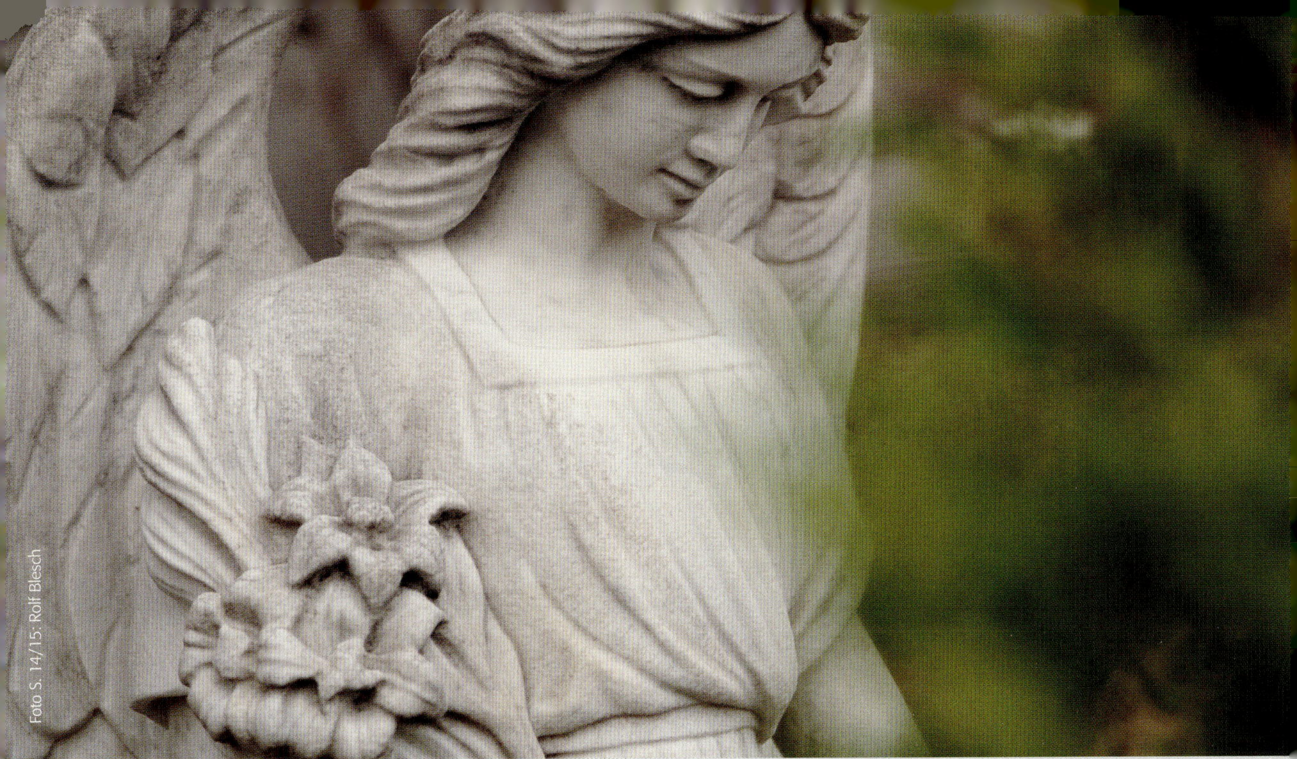

Foto S. 14/15: Rolf Blesch

Was man fest im Herzen trägt,

kann nie verloren gehen.

NINA SANDMANN

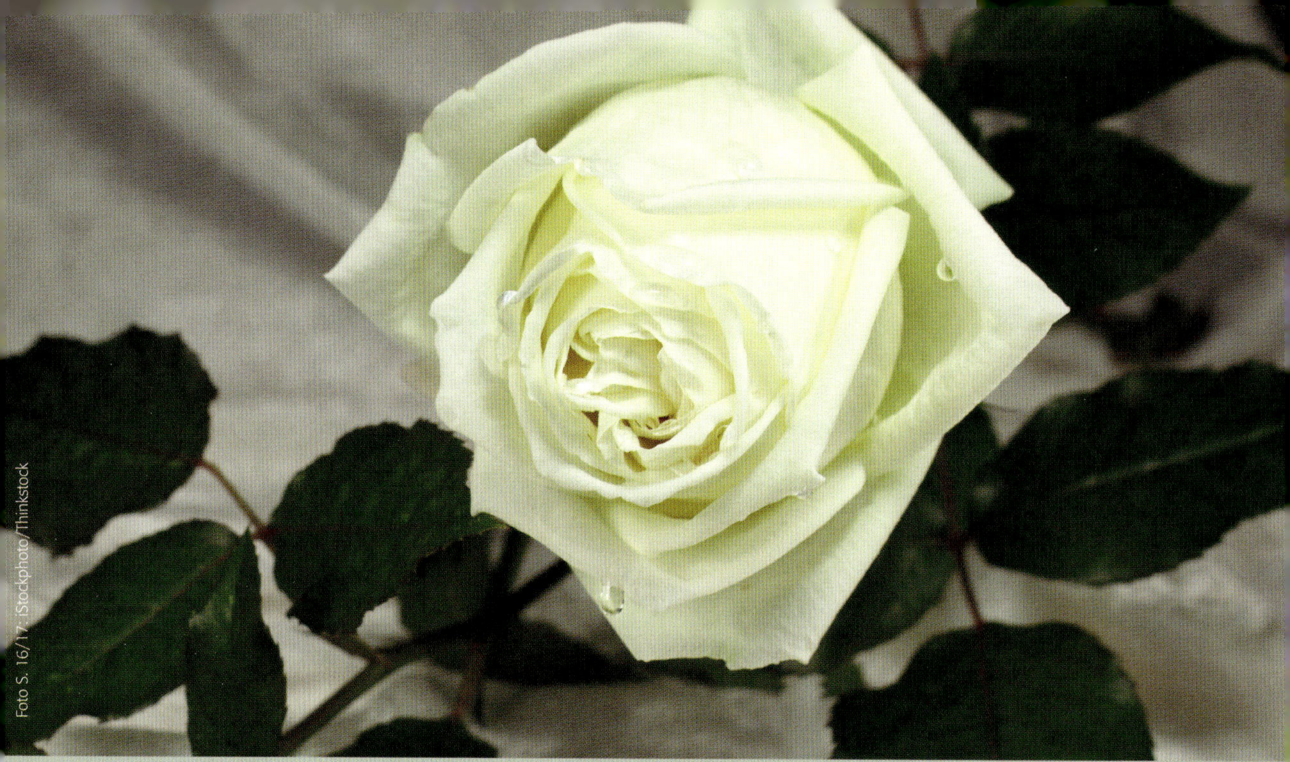
Foto S. 16/17: iStockphoto/Thinkstock

Eine Vase kann man zerbrechen, doch der Duft einer Rose
wird für immer bleiben.

Hast du nicht beobachtet,
dass unsere Seele unsterblich
und unzerstörbar ist?

PLATON

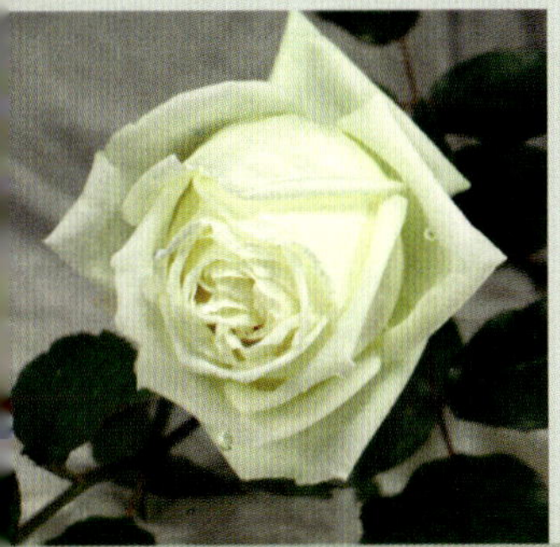

Der Himmel hat den Menschen

als Gegengewicht zu den vielen Mühseligkeiten des Lebens

drei Dinge gegeben: die Hoffnung,

den Schlaf und das Lachen.

IMMANUEL KANT

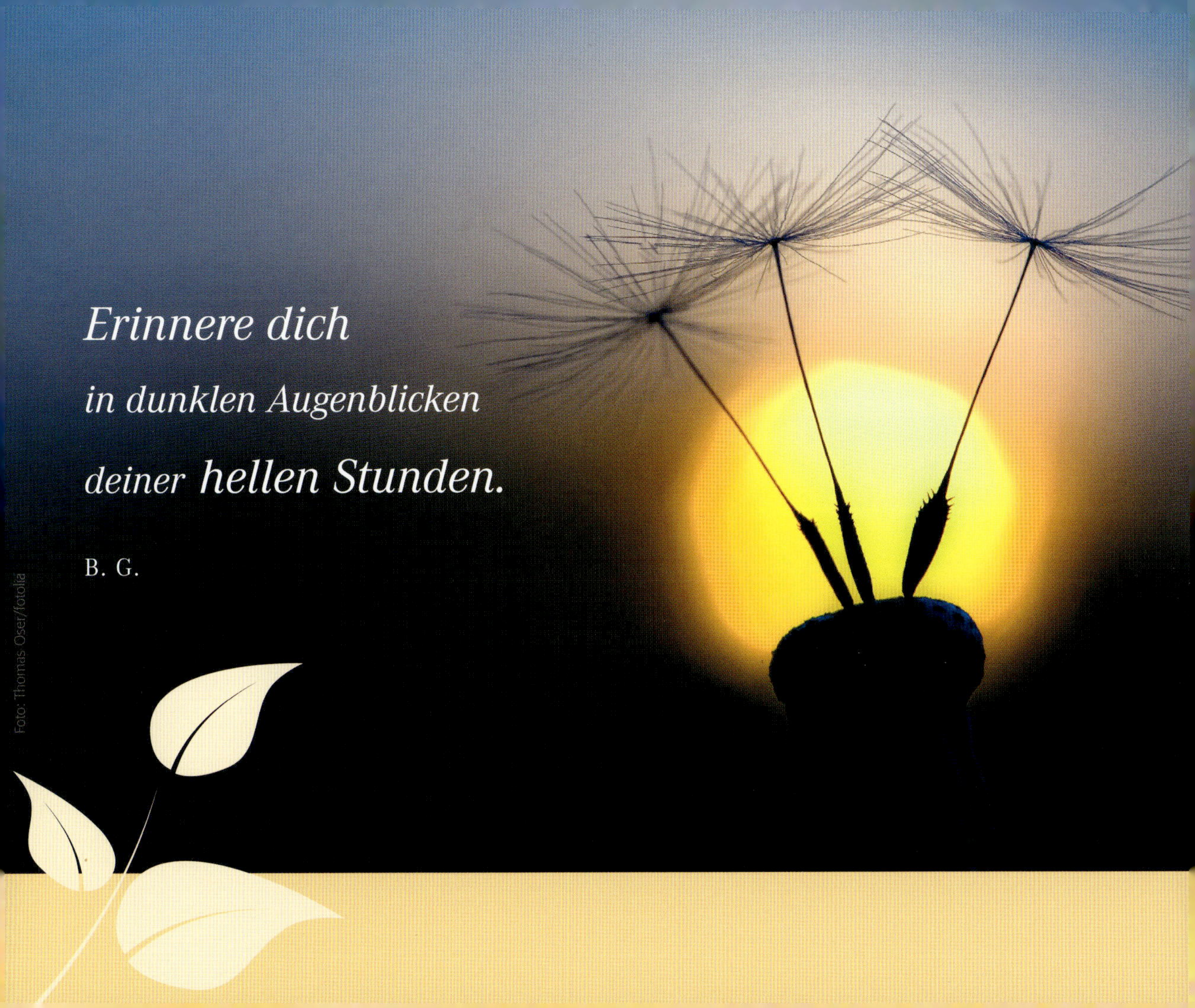
Erinnere dich
in dunklen Augenblicken
deiner hellen Stunden.
B. G.
Foto: Thomas Oser/fotolia

Wenn man auch allen Sonnenschein wegstreicht,
so gibt es doch noch den Mond und die hübschen Sterne
und die Lampe am Winterabend.
Es ist so viel schönes Licht in der Welt.

WILHELM RAABE

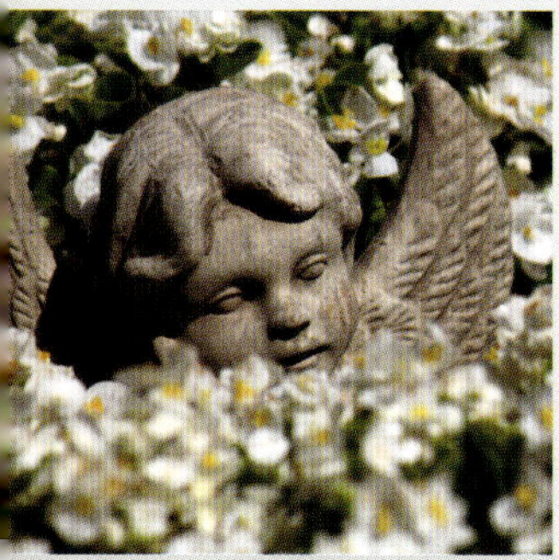

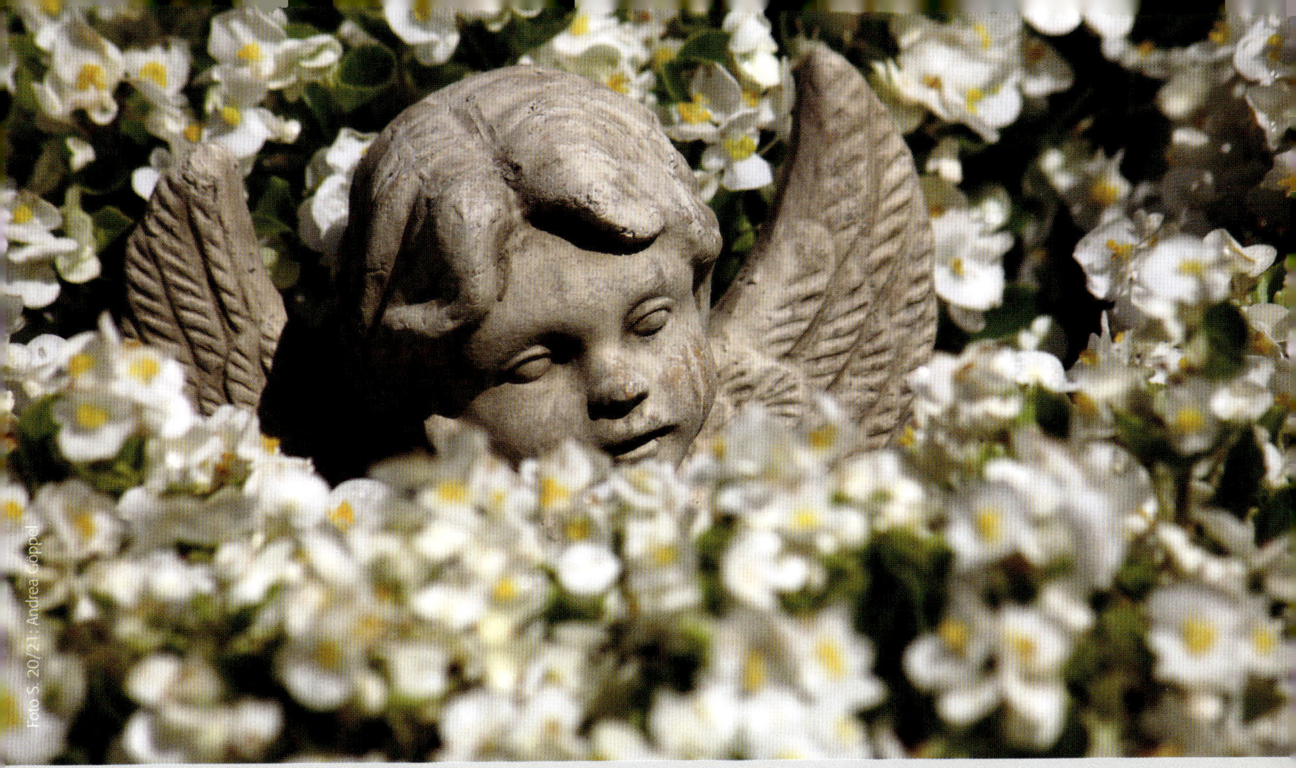

Foto S. 20/21: Andrea Göppel

Die Erinnerung ist das einzige Paradies,
aus dem wir nicht vertrieben werden können.

JEAN PAUL

Steht nicht an meinem Grab und weint,

ich bin nicht da, nein, ich schlafe nicht.

Ich bin eine der tausend wogenden Wellen des Sees,

ich bin ein Vogel im Flug,

ich bin das sanfte Licht der Sterne in der Nacht.

GEDICHT DER LAKOTA-INDIANER

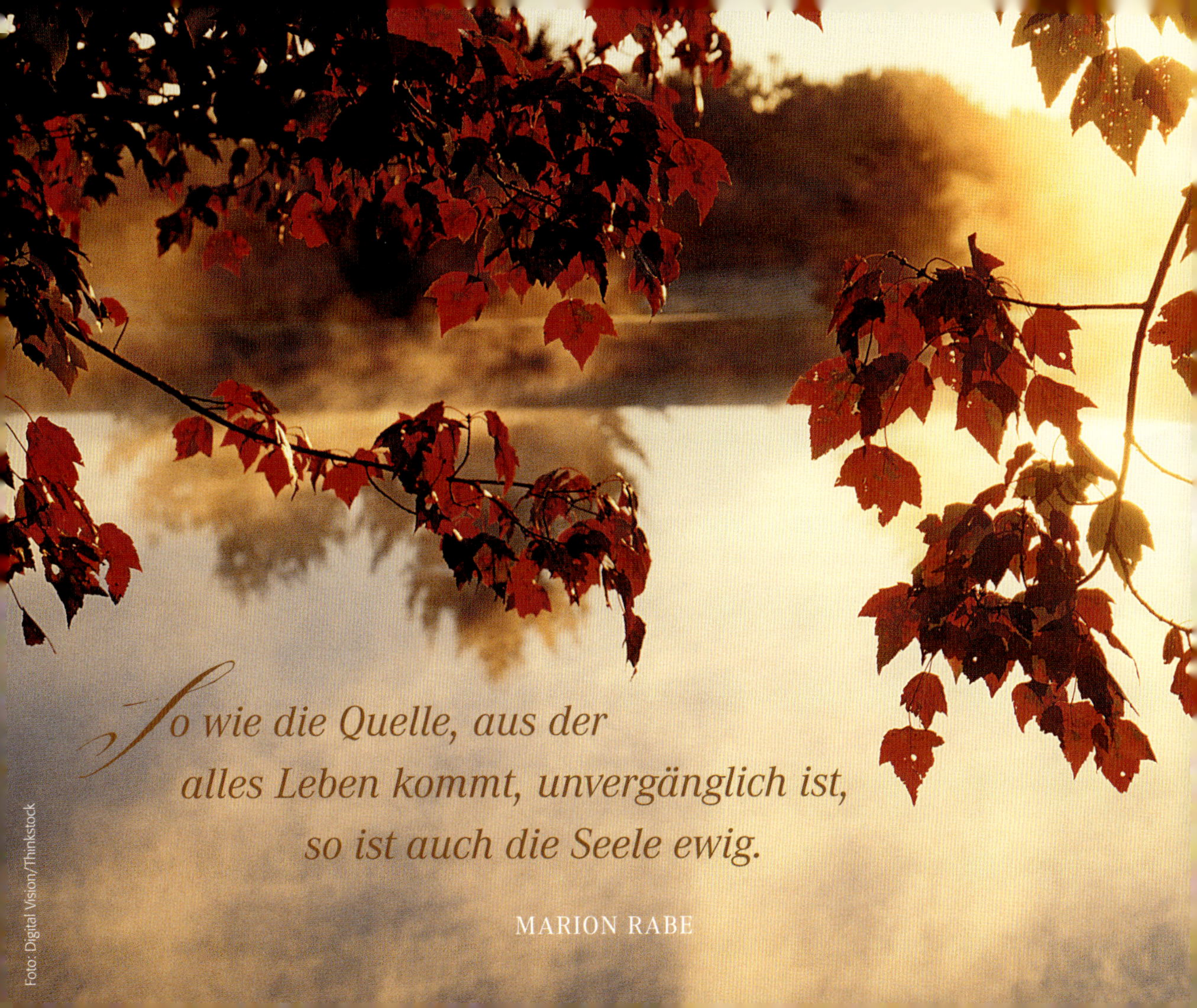
So wie die Quelle, aus der
alles Leben kommt, unvergänglich ist,
so ist auch die Seele ewig.
MARION RABE

Foto: Digital Vision/Thinkstock

Fasse frischen Mut!

So lang ist keine Nacht, dass endlich

nicht der helle Morgen lacht.

WILLIAM SHAKESPEARE

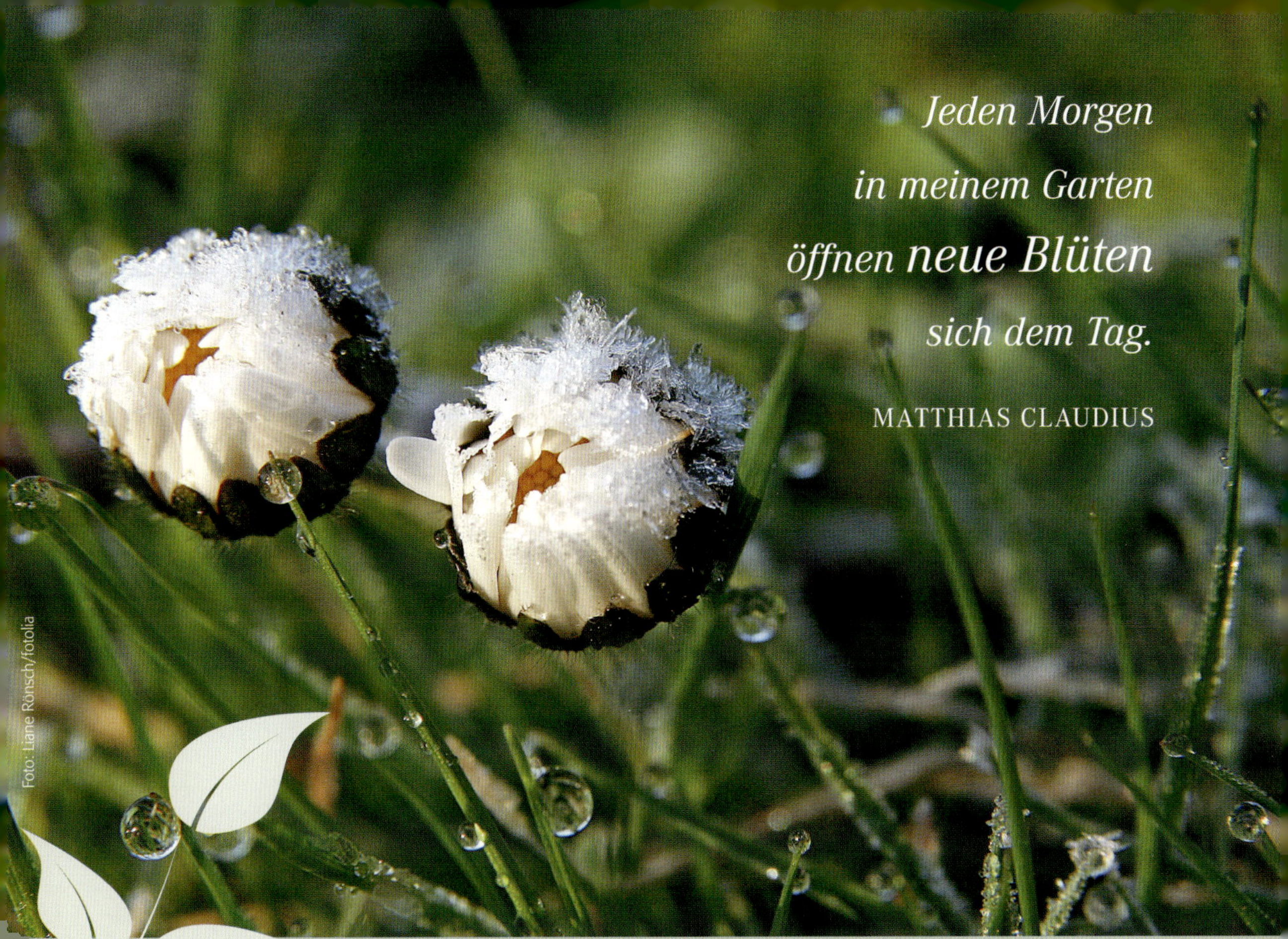

Jeden Morgen
in meinem Garten
öffnen neue Blüten
sich dem Tag.

MATTHIAS CLAUDIUS

Foto: Liane Ronsch/fotolia

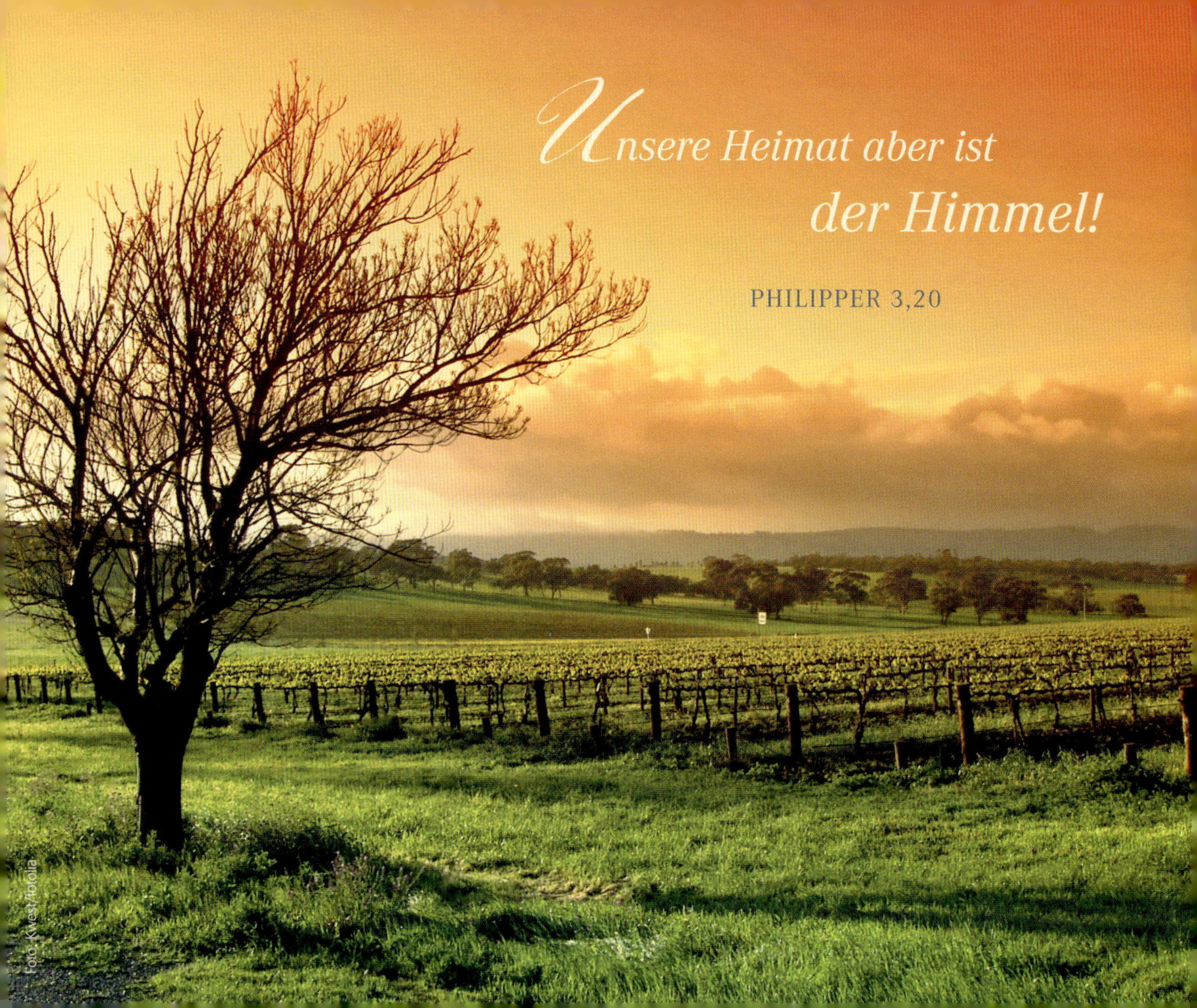
Unsere Heimat aber ist
der Himmel!
PHILIPPER 3,20
Foto: Kwest/Fotolia

Und die Seele unbewacht,
will in freien Flügen schweben,
um im Zauberkreis der Nacht
tief und tausendfach zu leben.

HERMANN HESSE

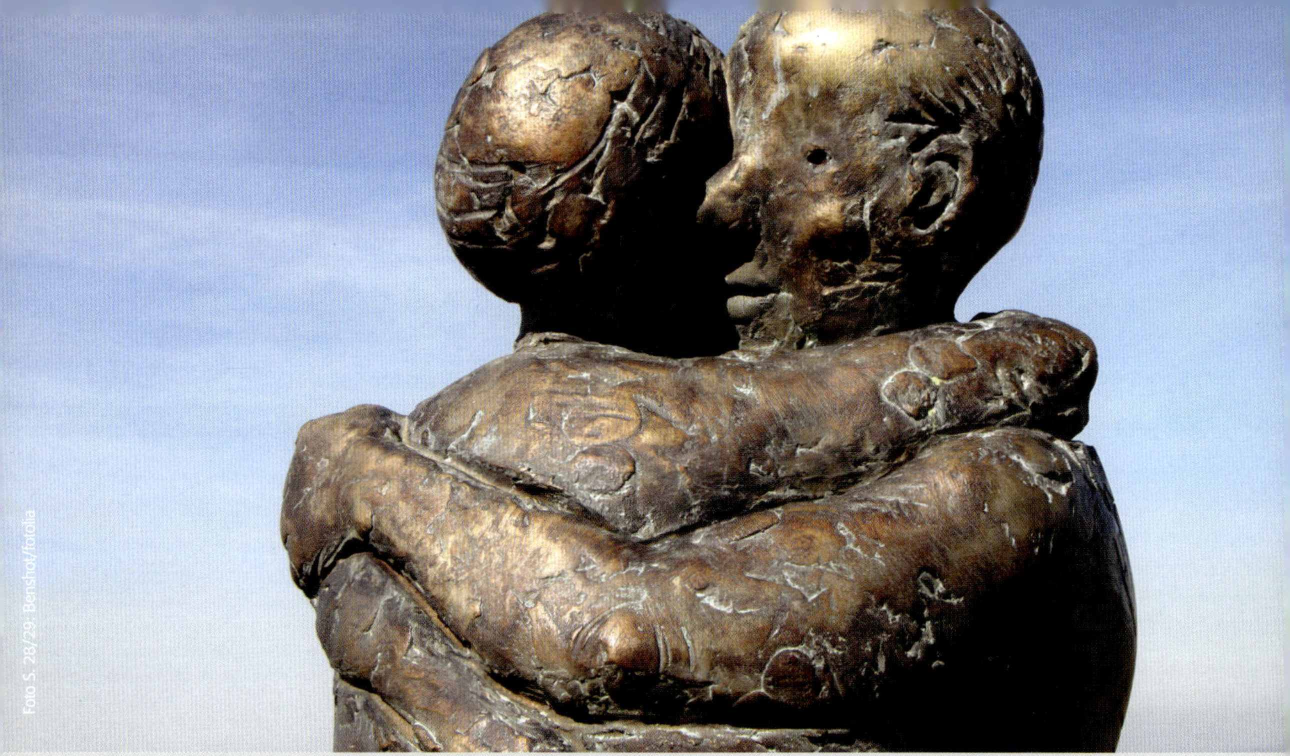

Foto S. 28/29: Benshot/fotolia

Man lindert oft sein Leid,

indem man es erzählt.

PIERRE CORNEILLE

Ein guter Freund
teilt nicht nur frohe Tage mit dir,
er bleibt auch in der dunkelsten Stunde
an deiner Seite.

ANSELM FRIESER

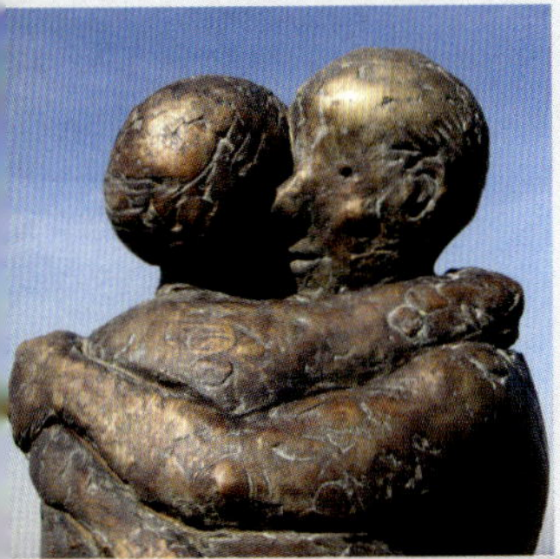

Nicht ins Leere gefallen, sondern heimgegangen,

nicht vom Zufall ausgelöscht, sondern beim Namen gerufen,

nicht vom Dunkel verschlungen, sondern vom Licht umfangen –

das ist die Hoffnung für dich und mich

und für alles, was lebt.

INGRID KOLLER

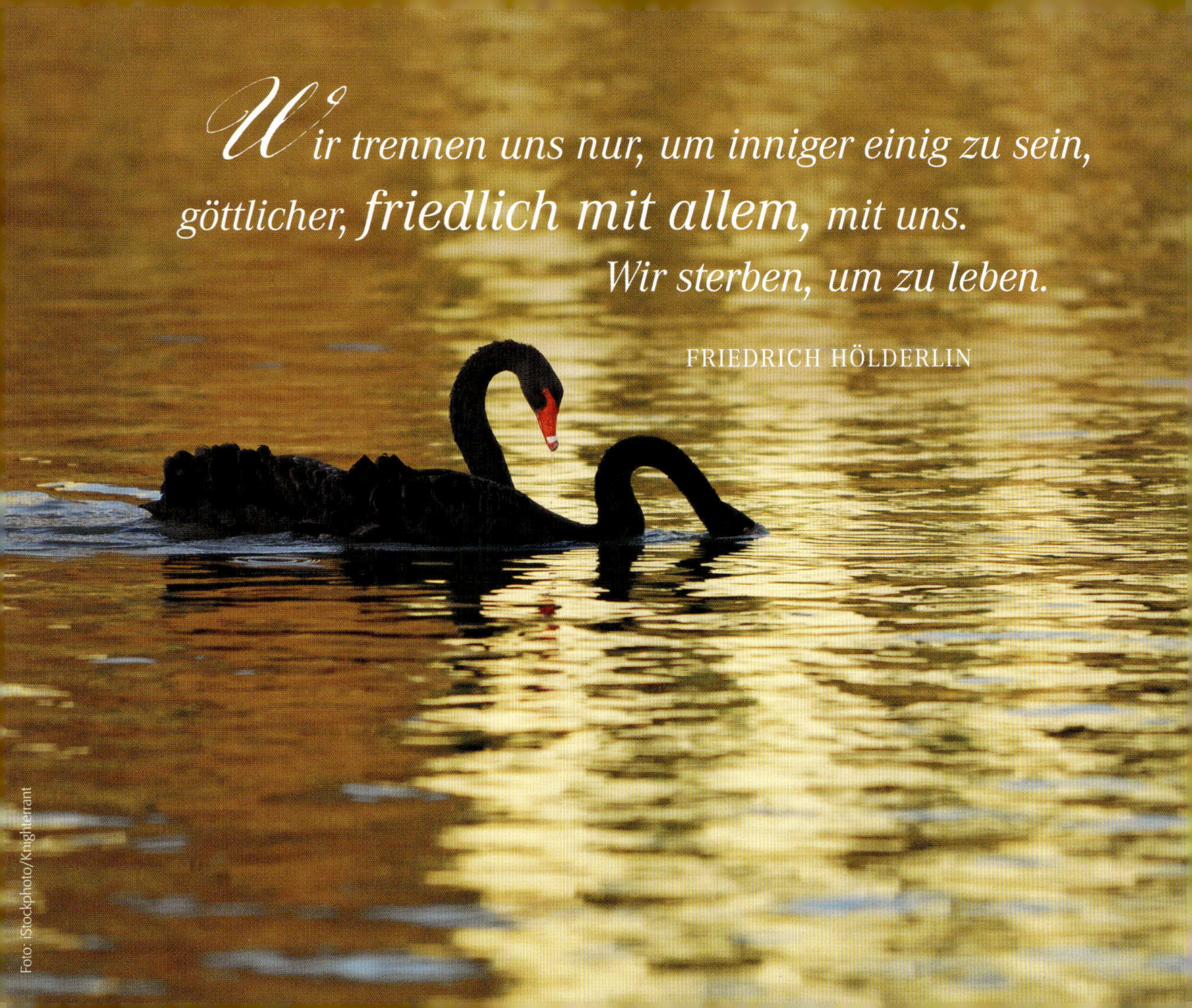
Wir trennen uns nur, um inniger einig zu sein,
göttlicher, friedlich mit allem, mit uns.
Wir sterben, um zu leben.
FRIEDRICH HÖLDERLIN
Foto: iStockphoto/Knighterrant

Von den Menschen, die wir liebten,

wird immer etwas in unseren Herzen *zurückbleiben:*

etwas von ihren Träumen, etwas von ihren Hoffnungen,

etwas von ihrem Leben, alles von ihrer Liebe.

IRMGARD ERATH

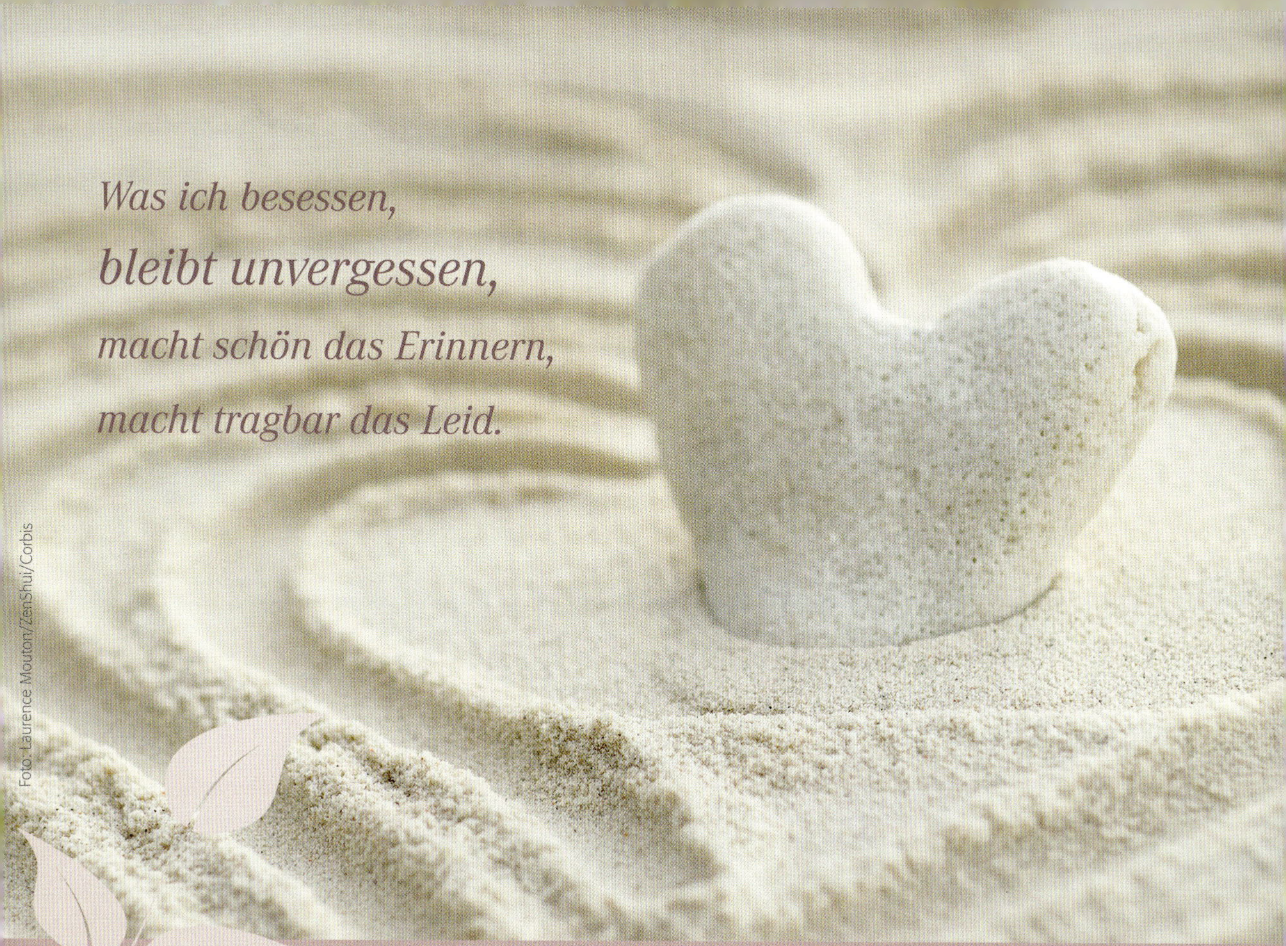
Was ich besessen,
bleibt unvergessen,
macht schön das Erinnern,
macht tragbar das Leid.

Foto: Laurence Mouton/ZenShui/Corbis

Da tat es mir wohl, vor dir zu weinen,

um sie und für sie, um mich und für mich.

Ich ließ den Tränen, die ich zurückgehalten, freien Lauf.

Mochten sie fließen, so viel sie wollten.

Ich bettete mein Herz hinein

und fand Ruhe in ihnen.

AURELIUS AUGUSTINUS

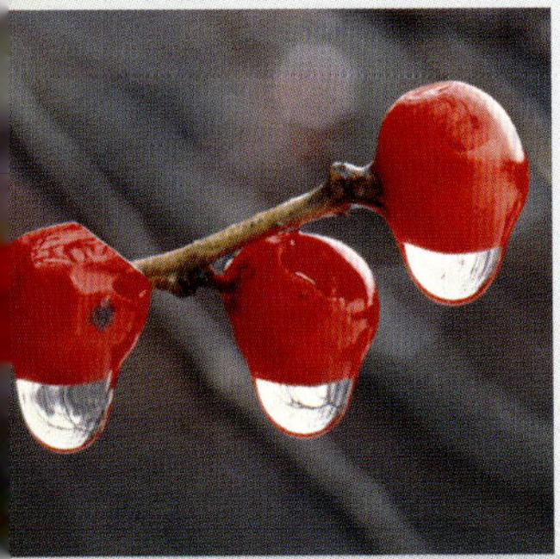

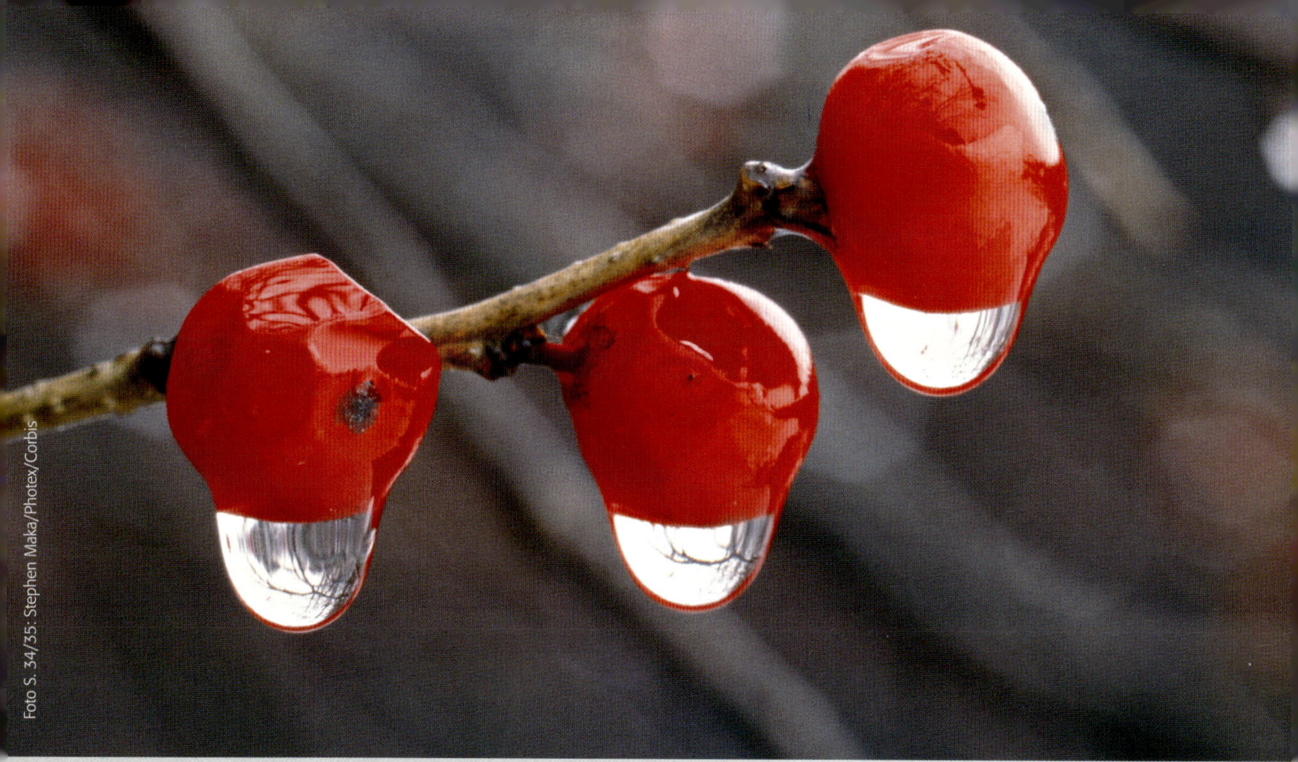

Foto S. 34/35: Stephen Maka/Photex/Corbis

Schäme dich nicht deiner Tränen.

Es sind Perlen der Erinnerung.

ANSELM FRIESER

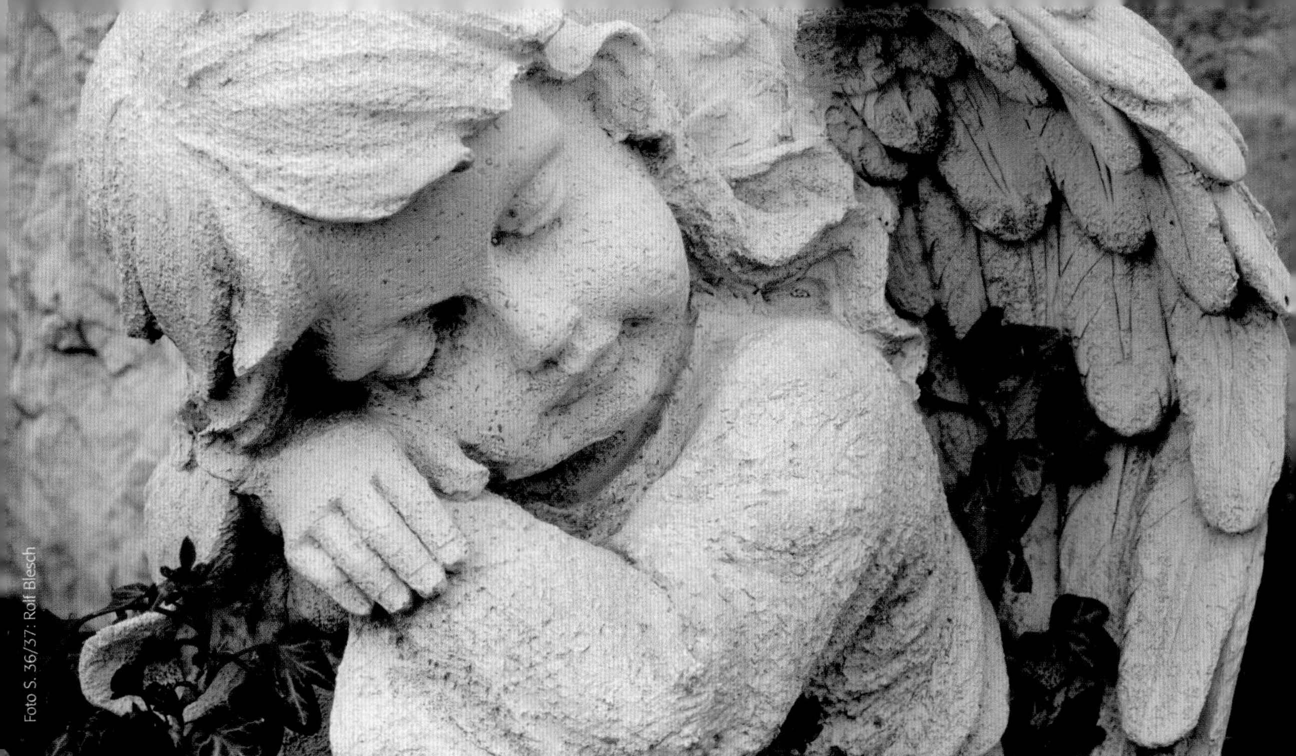

Foto S. 36/37: Rolf Blesch

Was du erlebt,

kann keine Macht der Welt dir rauben.

Das schönste Denkmal,

das ein Mensch bekommen kann,

steht in den *Herzen seiner Mitmenschen.*

ALBERT SCHWEITZER

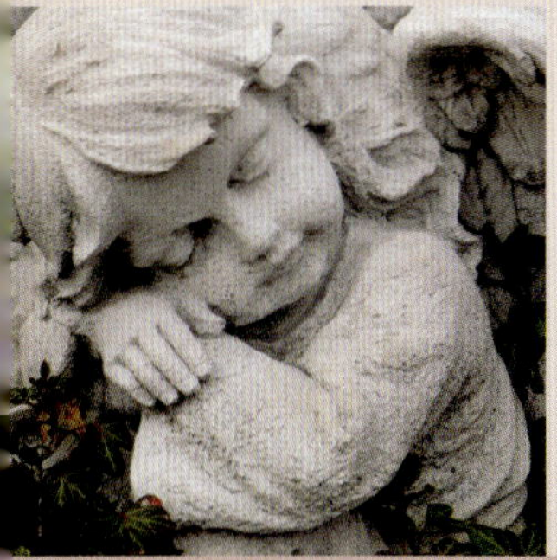

Der längste Tag

hat auch seinen Abend.

AUS DEUTSCHLAND

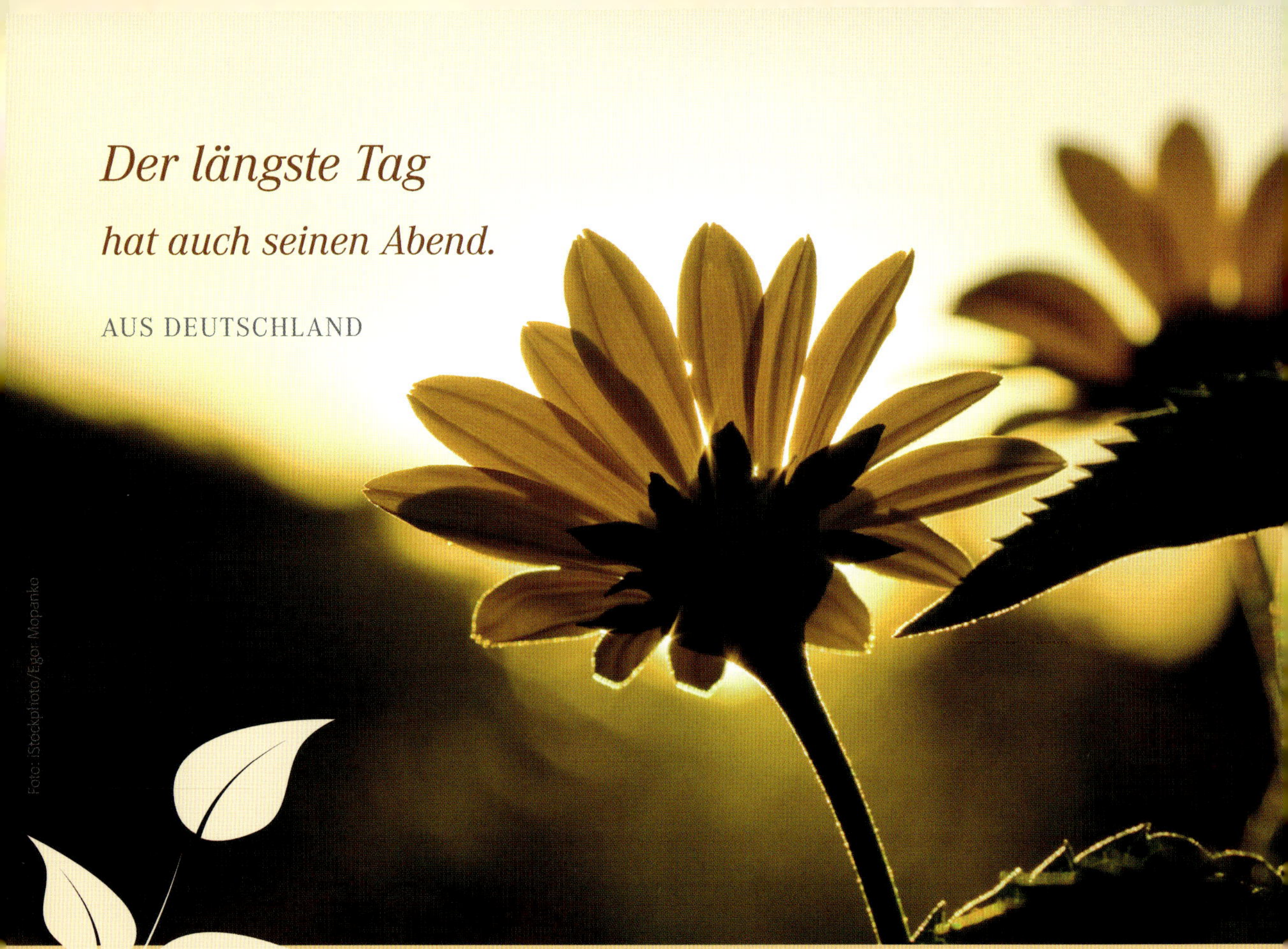

Foto: iStockphoto/Egor Mopanko

Gott hat der Zeit befohlen,
die Unglücklichen zu trösten.

JOSEPH JOUBERT

Unsere Toten sind nicht abwesend,

sondern nur unsichtbar.

Sie schauen mit ihren Augen voller Licht

in unsere Augen voller Trauer.

AURELIUS AUGUSTINUS

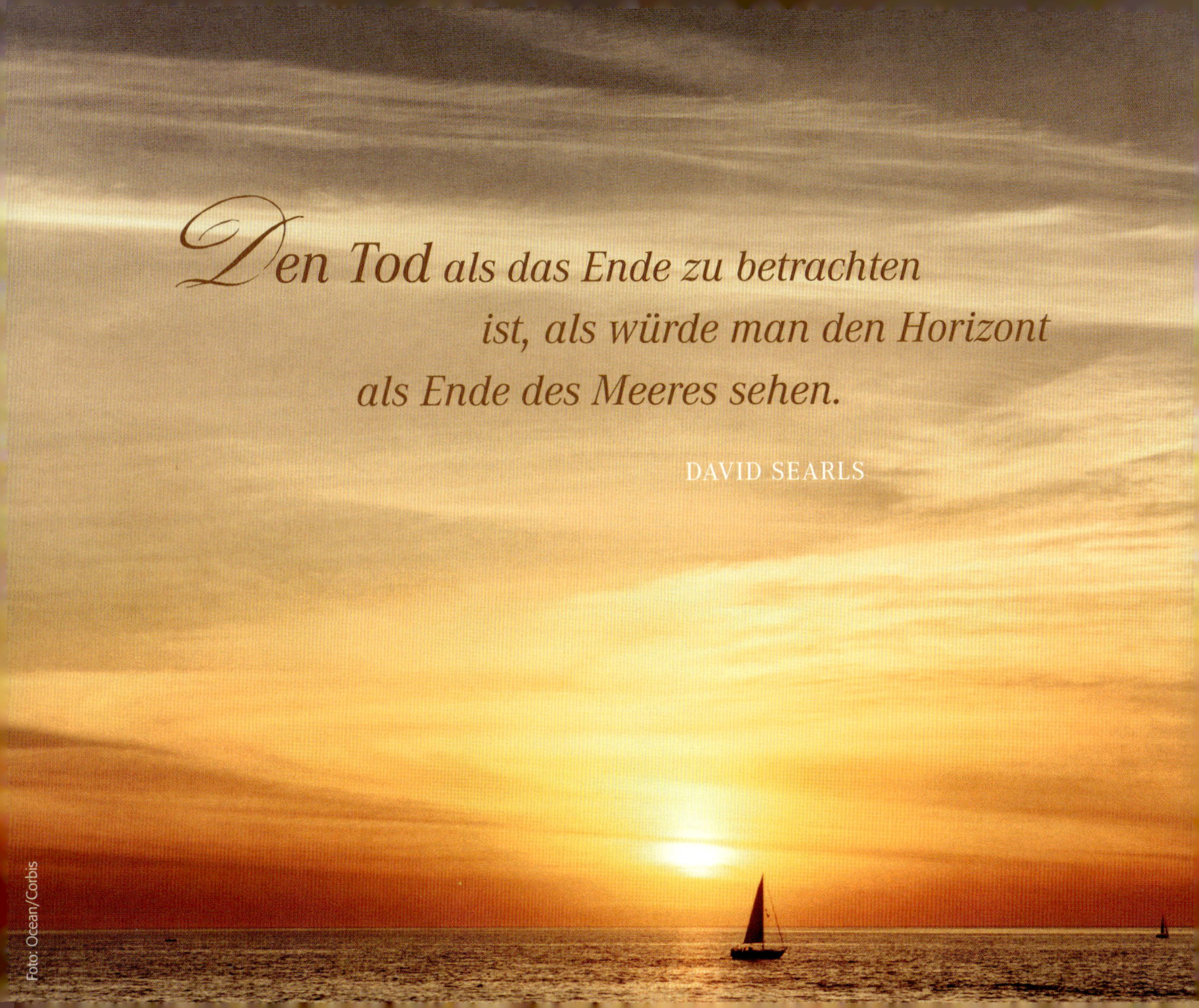
Den Tod als das Ende zu betrachten
ist, als würde man den Horizont
als Ende des Meeres sehen.
DAVID SEARLS

Foto: Ocean/Corbis

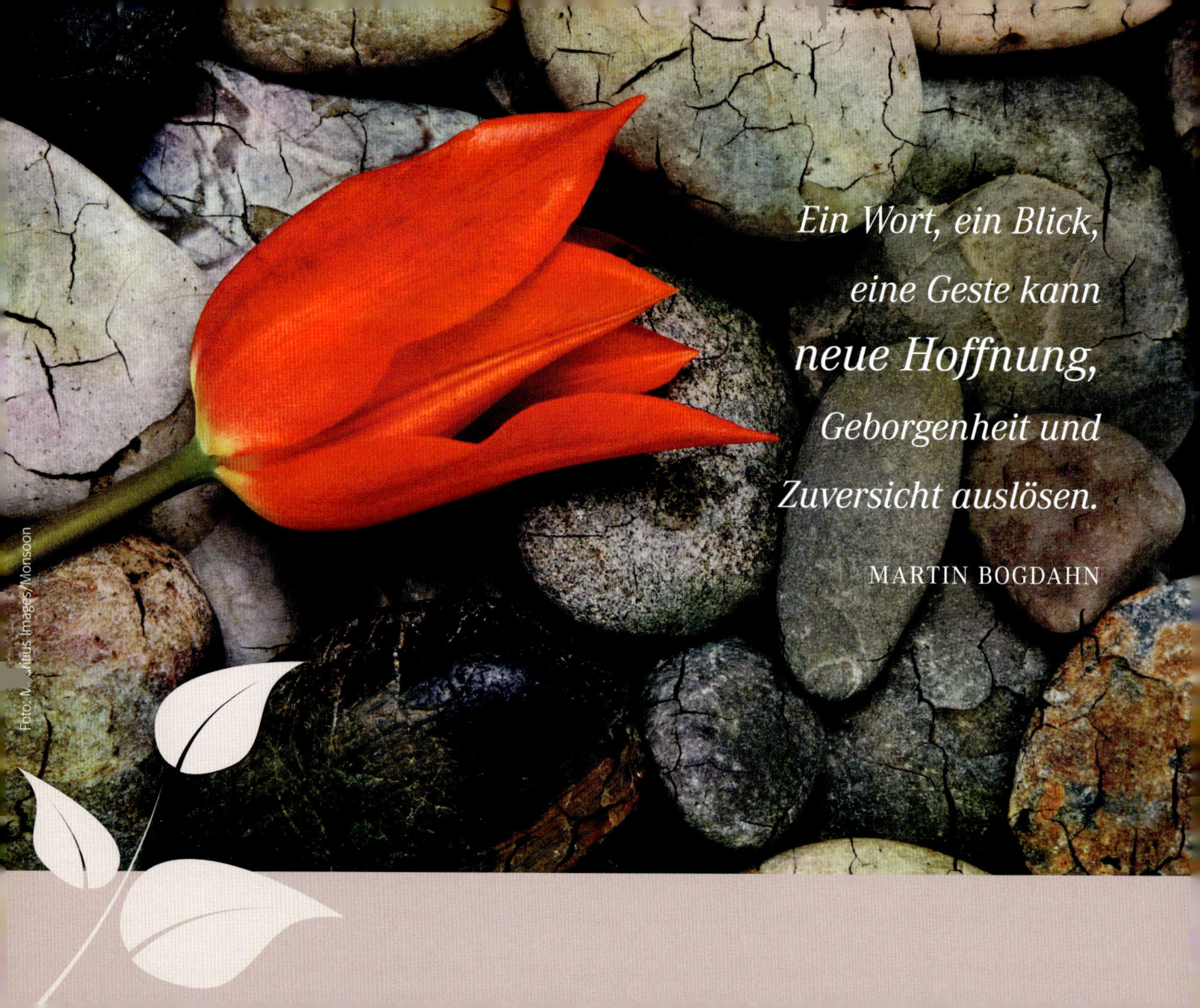
Ein Wort, ein Blick,
eine Geste kann
neue Hoffnung,
Geborgenheit und
Zuversicht auslösen.
MARTIN BOGDAHN

Jedes kleinste Wörtchen,

das dir zu Hilfe und Trost bestimmt ist,

wird auf geraden oder verschlungenen Wegen

zu dir gelangen.

RALPH WALDO EMERSON

Was ein geliebter Mensch
uns im Leben war, das wird er uns auch
nach dem großen Abschied *bleiben.*

IRMGARD ERATH

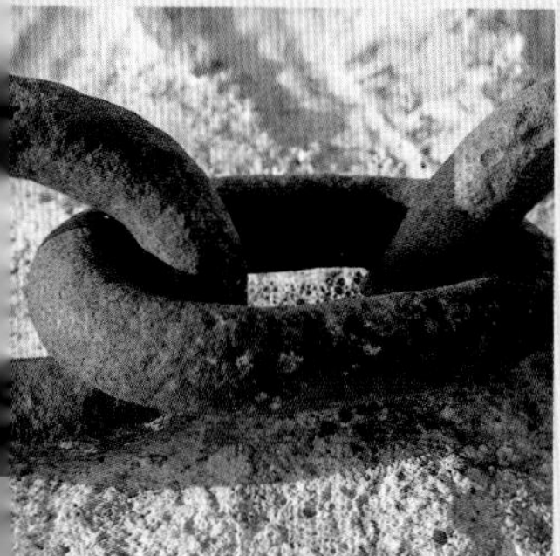

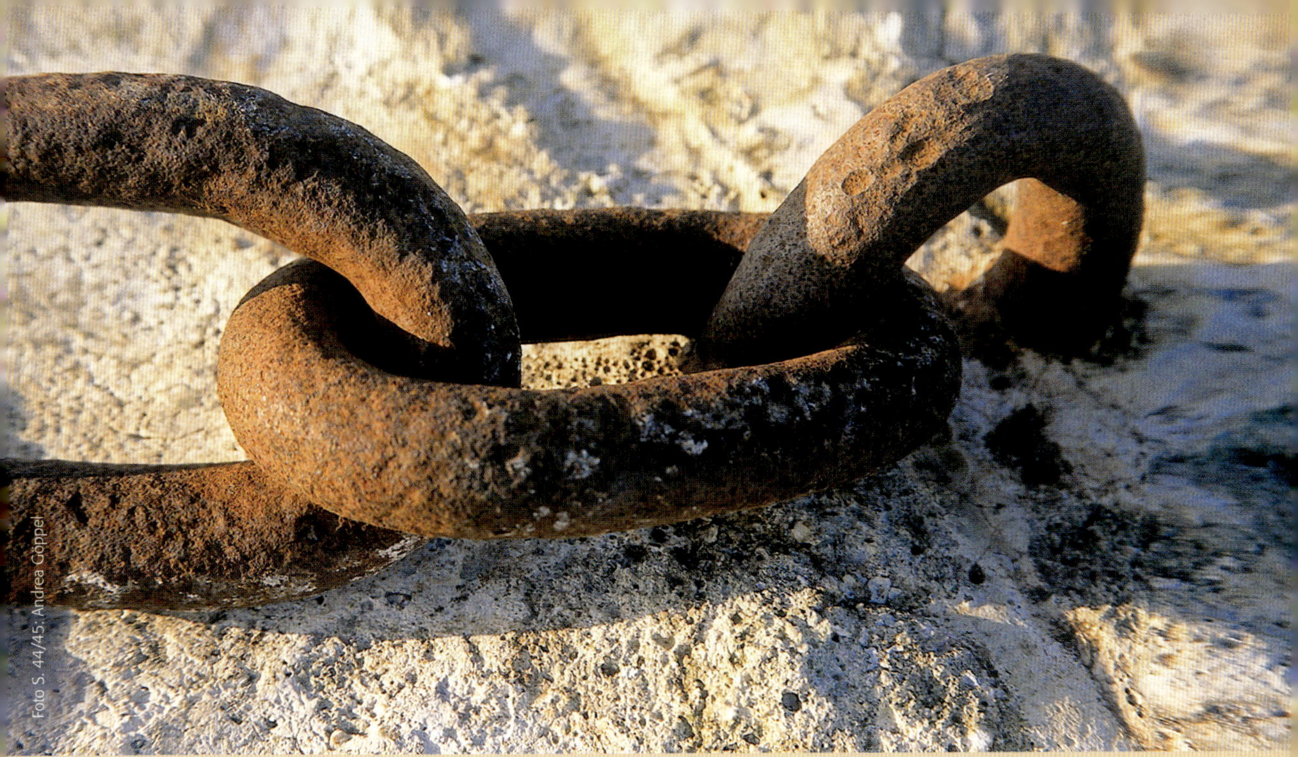

Die Bande der Liebe

werden mit dem Tod nicht durchschnitten.

THOMAS MANN

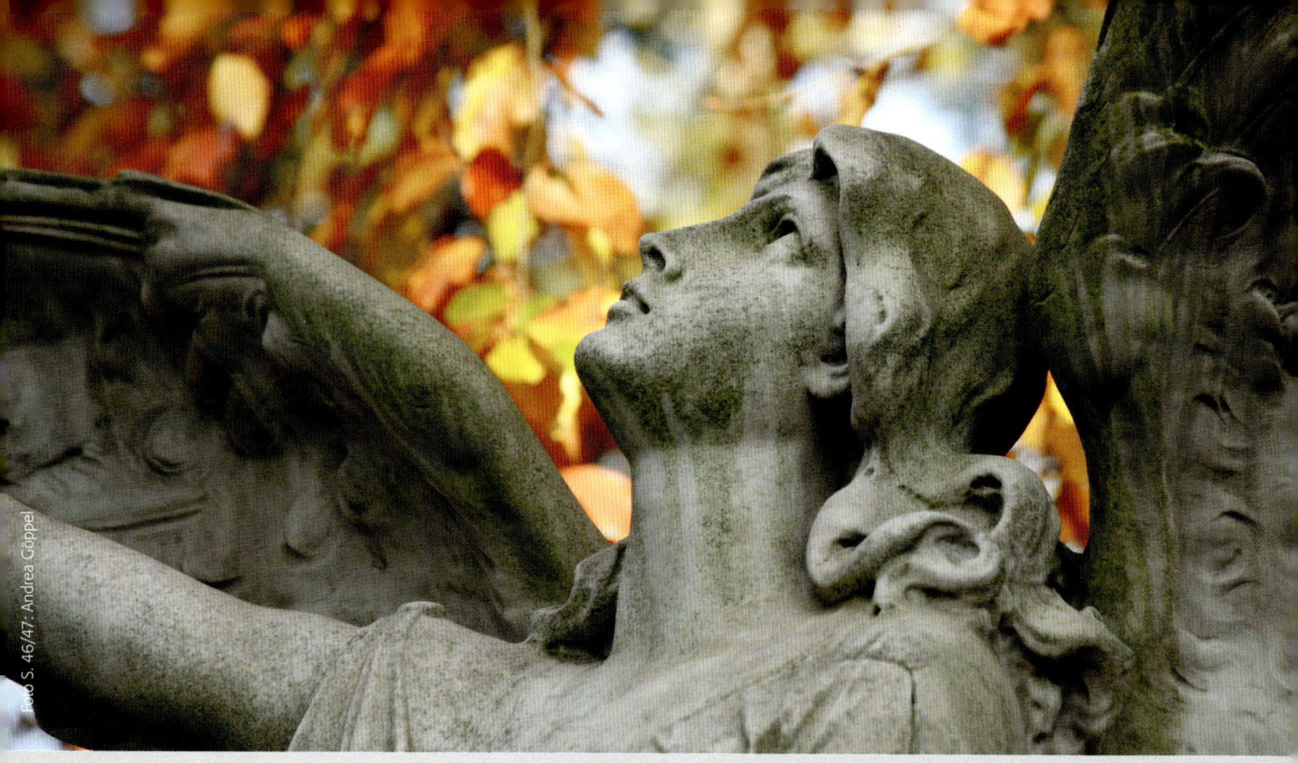

Foto S. 46/47: Andrea Göppel

Und doch ist Einer, welcher dieses Fallen

unendlich sanft in seinen Händen hält.

RAINER MARIA RILKE

So ist es auf Erden:

Jede Seele wird geprüft

und wird auch getröstet.

FJODOR DOSTOJEWSKI

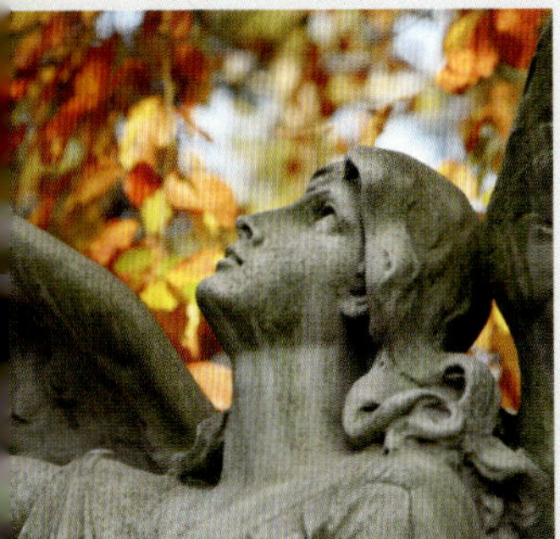

Wir sind vom gleichen Stoff,
aus dem die Träume sind, und unser kurzes Leben
ist eingebettet in einen langen Schlaf.

WILLIAM SHAKESPEARE

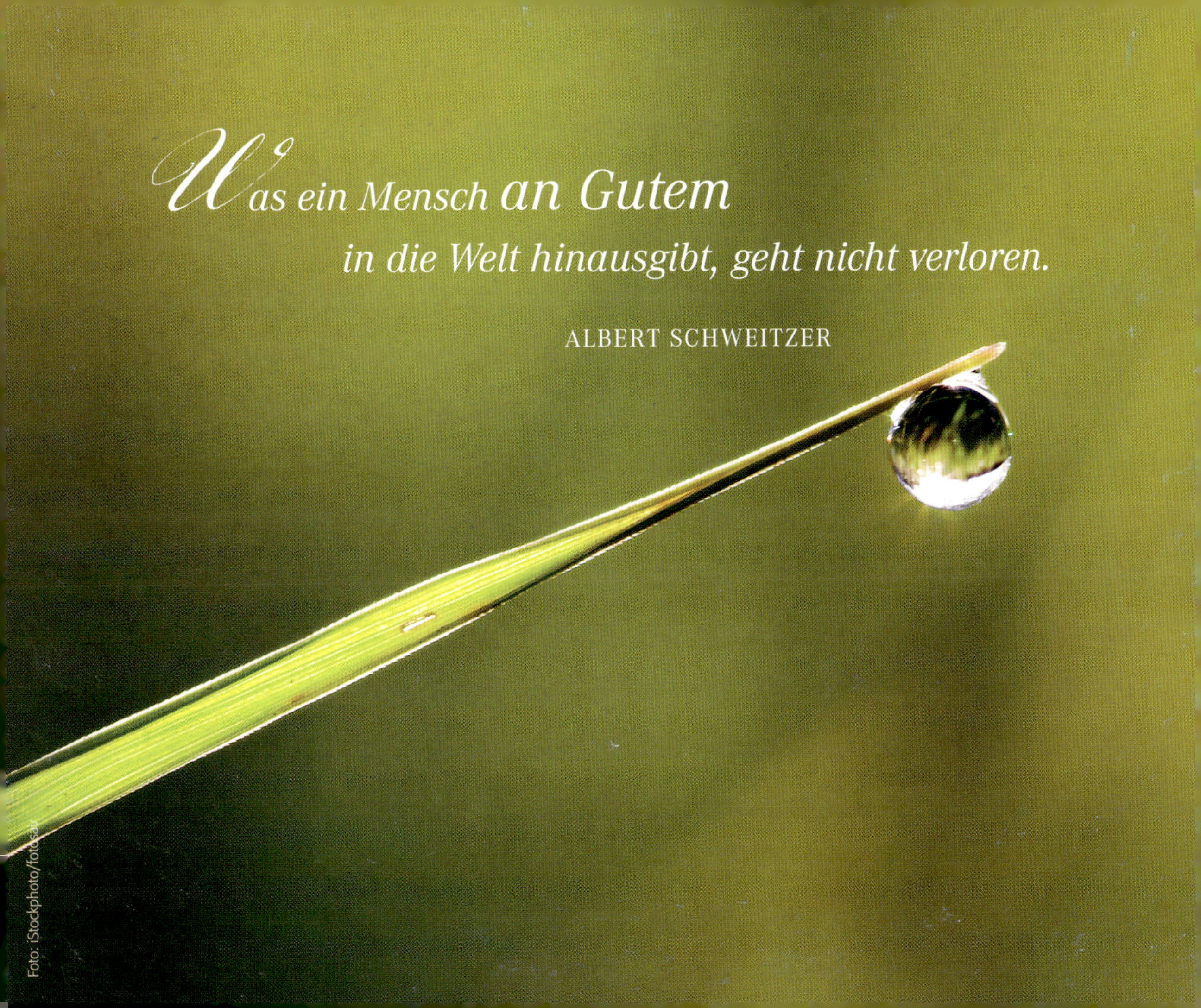
Was ein Mensch an Gutem
in die Welt hinausgibt, geht nicht verloren.
ALBERT SCHWEITZER
Foto: iStockphoto/fotosav

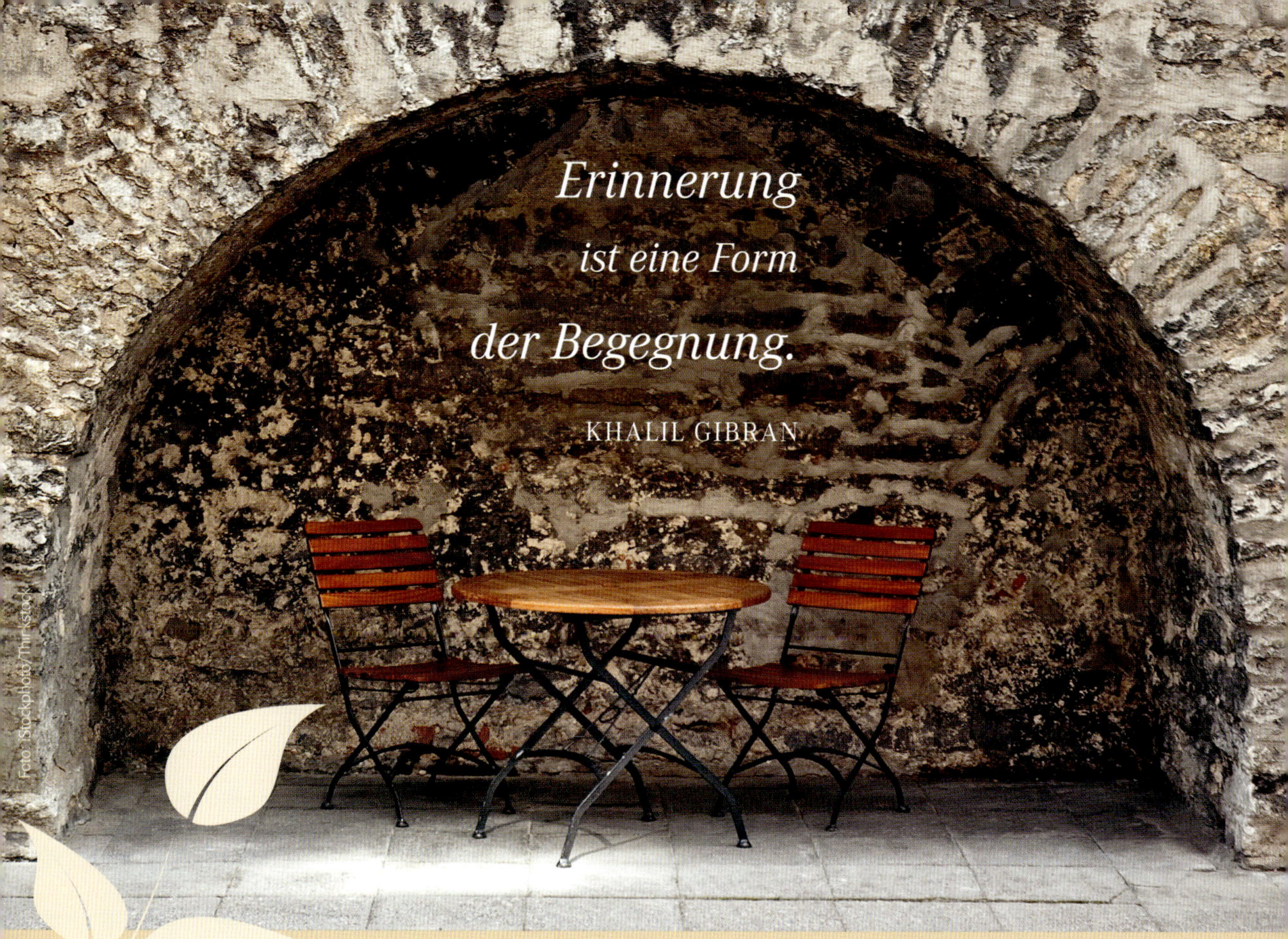

Erinnerung
ist eine Form
der Begegnung.

KHALIL GIBRAN

Denke zurück an schöne Stunden

und du wirst sehen,

die Erinnerung schenkt dir Kraft.

JOHANNE BERNBACHER

Warum soll ich nicht mehr

in euren Gedanken sein,

nur weil ich nicht mehr in eurem Blickfeld bin?

Ich bin nur auf der anderen Seite des Weges.

CHARLES PÉGUY

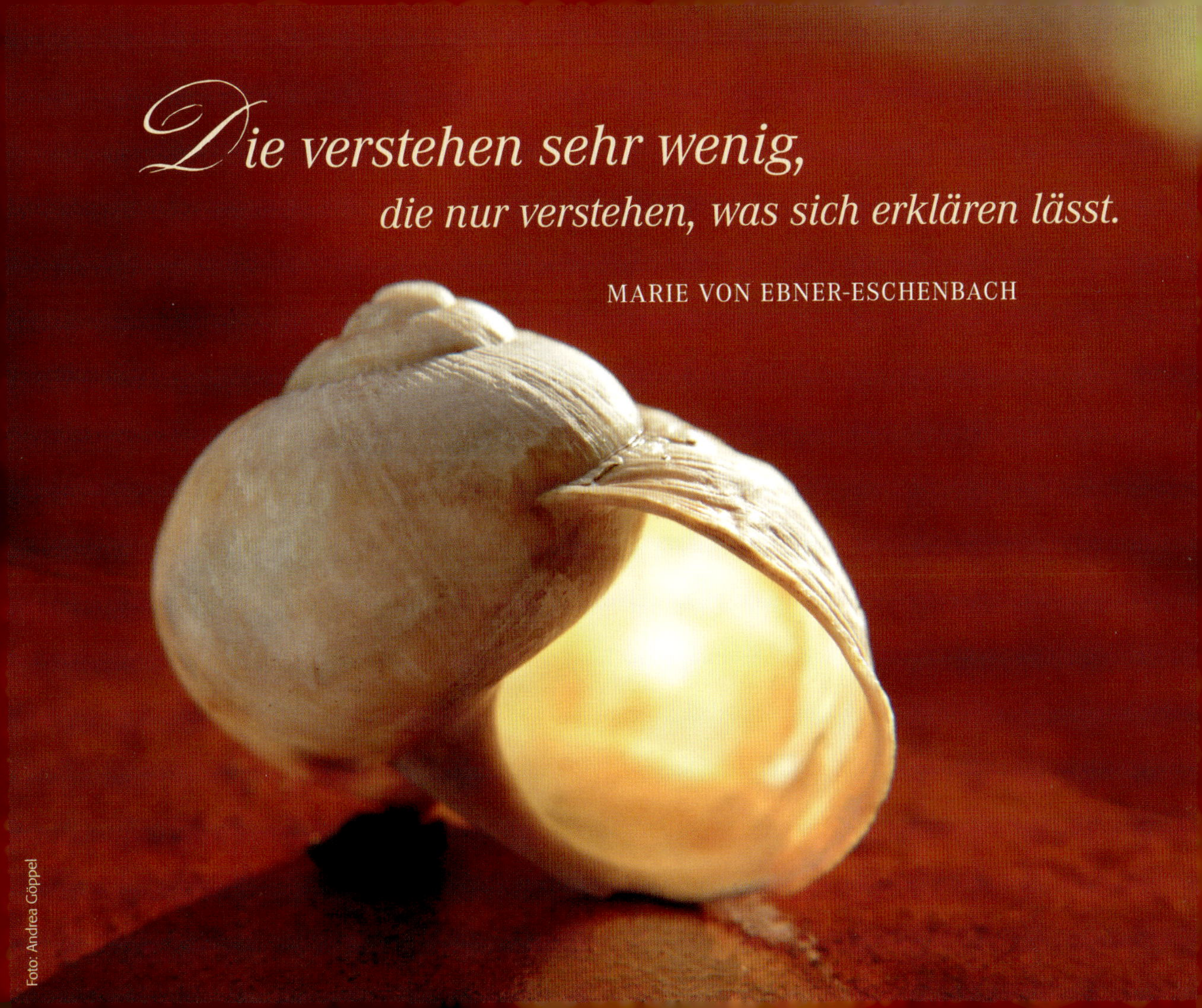
Die verstehen sehr wenig,
die nur verstehen, was sich erklären lässt.
MARIE VON EBNER-ESCHENBACH
Foto: Andrea Göppel

Leben und Tod, beide sind von dieser Welt.

Sie können weder die Grenzen von Diesseits und Jenseits,

noch die von Zeit und Ewigkeit überwinden.

Das kann nur die Liebe.

IRMGARD ERATH

Ich weiß nicht,
wohin Gott mich führt,
aber ich weiß,
dass er mich führt.

GORCH FOCK

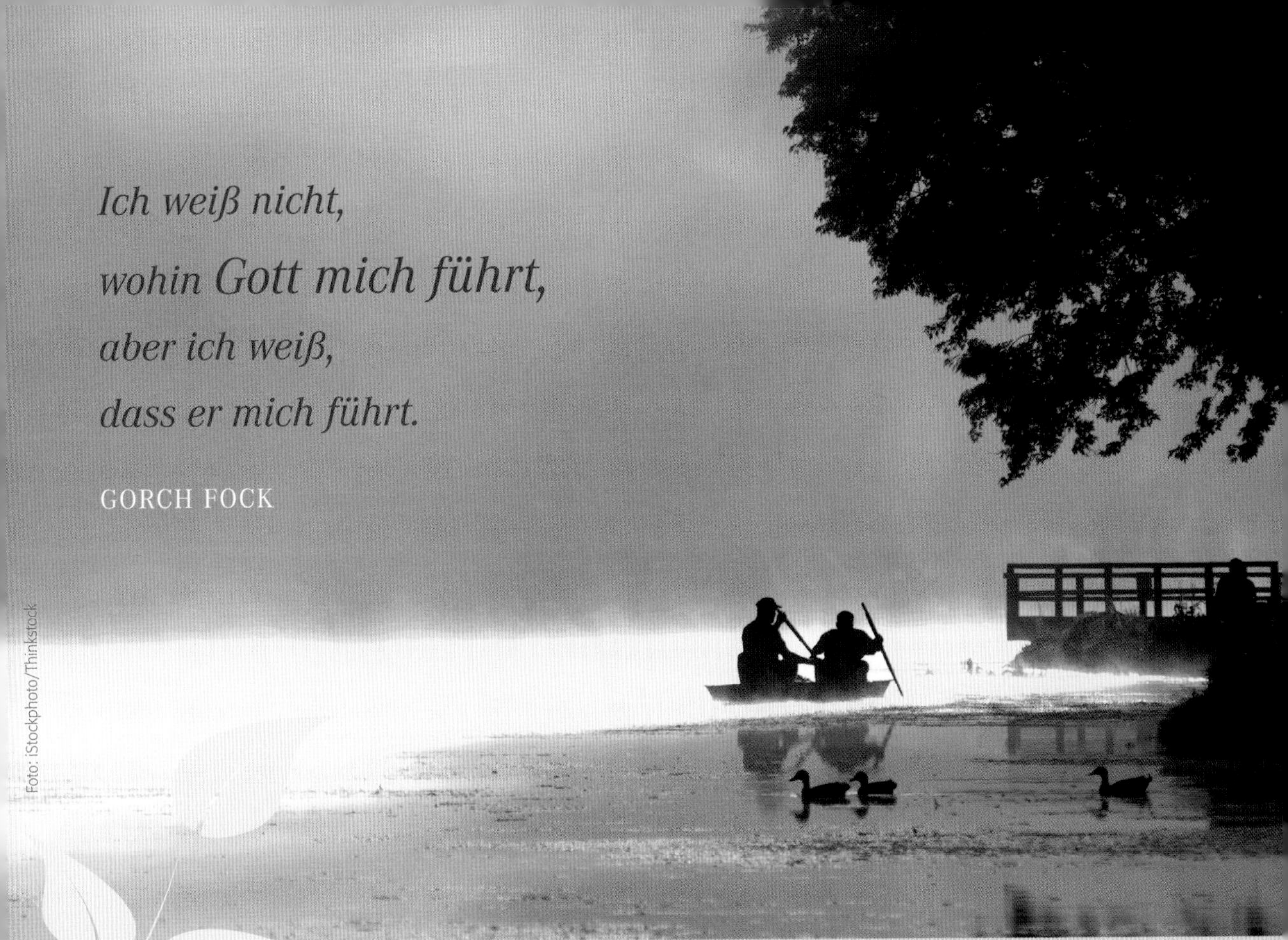

Foto: iStockphoto/Thinkstock

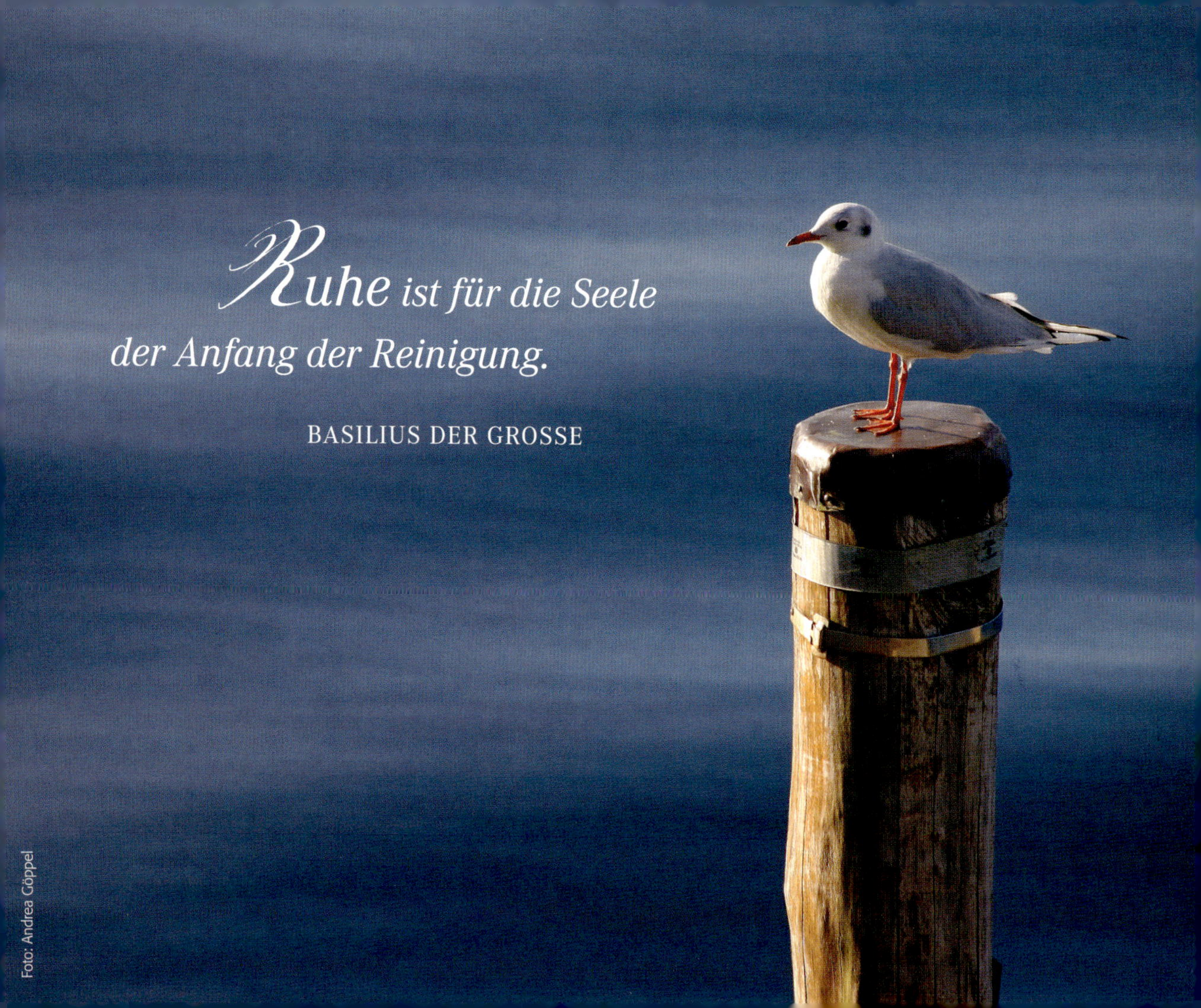

Ruhe ist für die Seele der Anfang der Reinigung.

BASILIUS DER GROSSE

Foto: Andrea Göppel

Du bist nicht auf der Erde, um unglücklich zu werden.

Doch Glück ist allein der innere Friede.

Lern ihn finden. Du kannst es.

Überwinde dich selbst und du wirst die Welt überwinden.

BUDDHA

Wir bedürfen der Stunden,
in denen wir schweigend lauschen
und das göttliche Wort
in uns wirken lassen.

EDITH STEIN

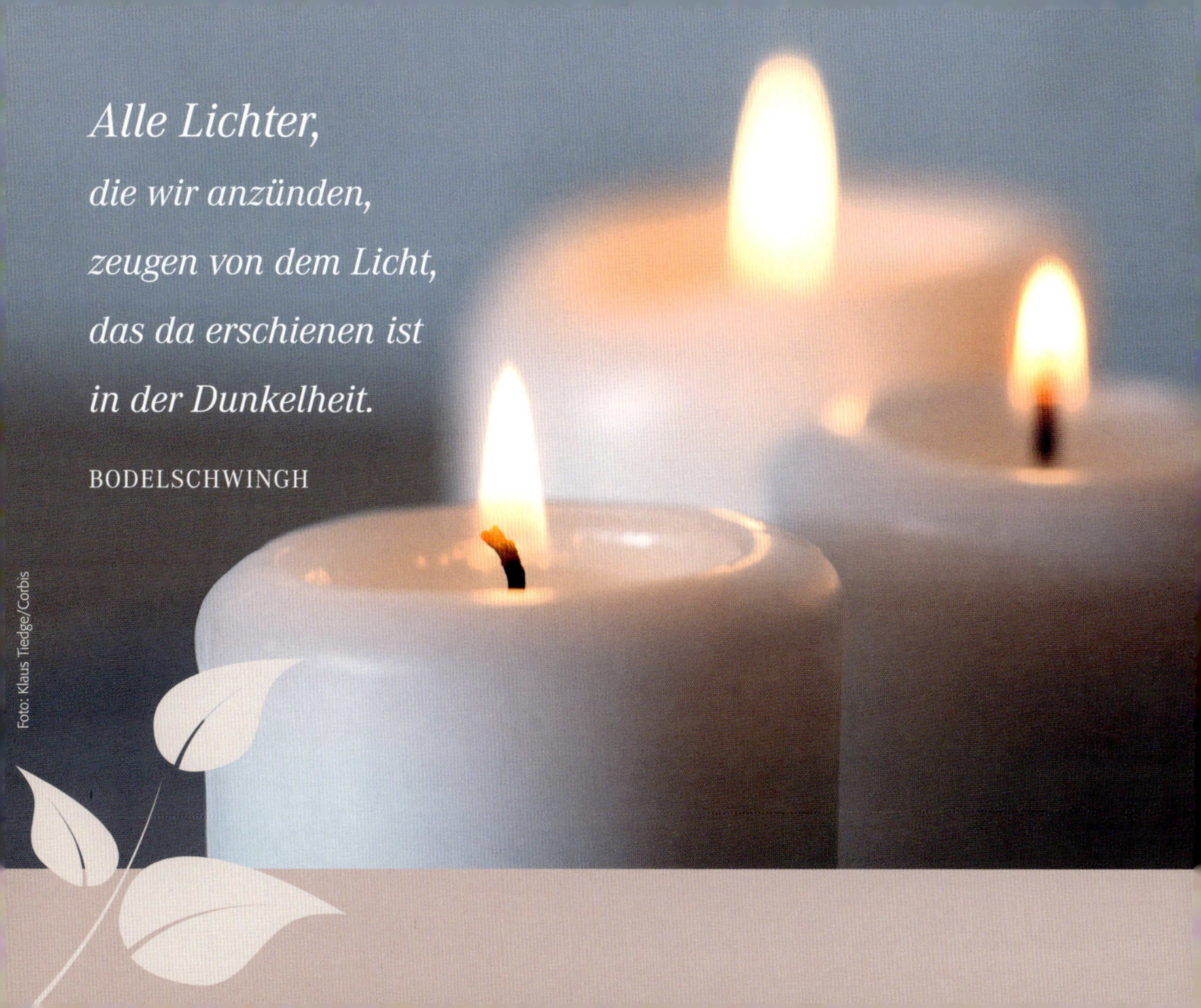
Alle Lichter,
die wir anzünden,
zeugen von dem Licht,
das da erschienen ist
in der Dunkelheit.
BODELSCHWINGH

Foto: Klaus Tiedge/Corbis

Trotz allem sollte man es wagen,
den Weg fortzusetzen,
selbst wenn man fühlt, es ist unmöglich,
dennoch weiterzugehen.

VINCENT VAN GOGH

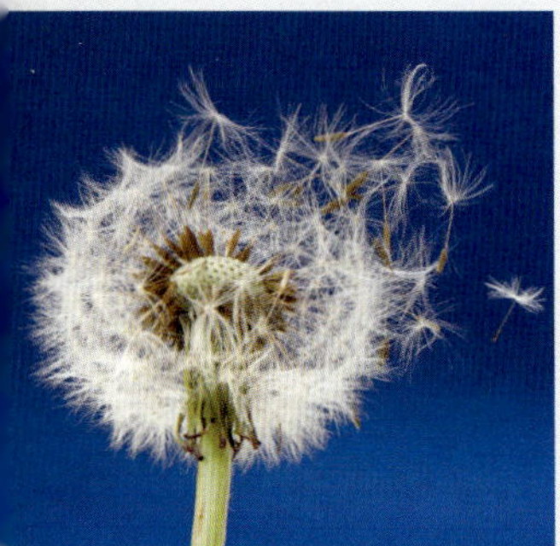

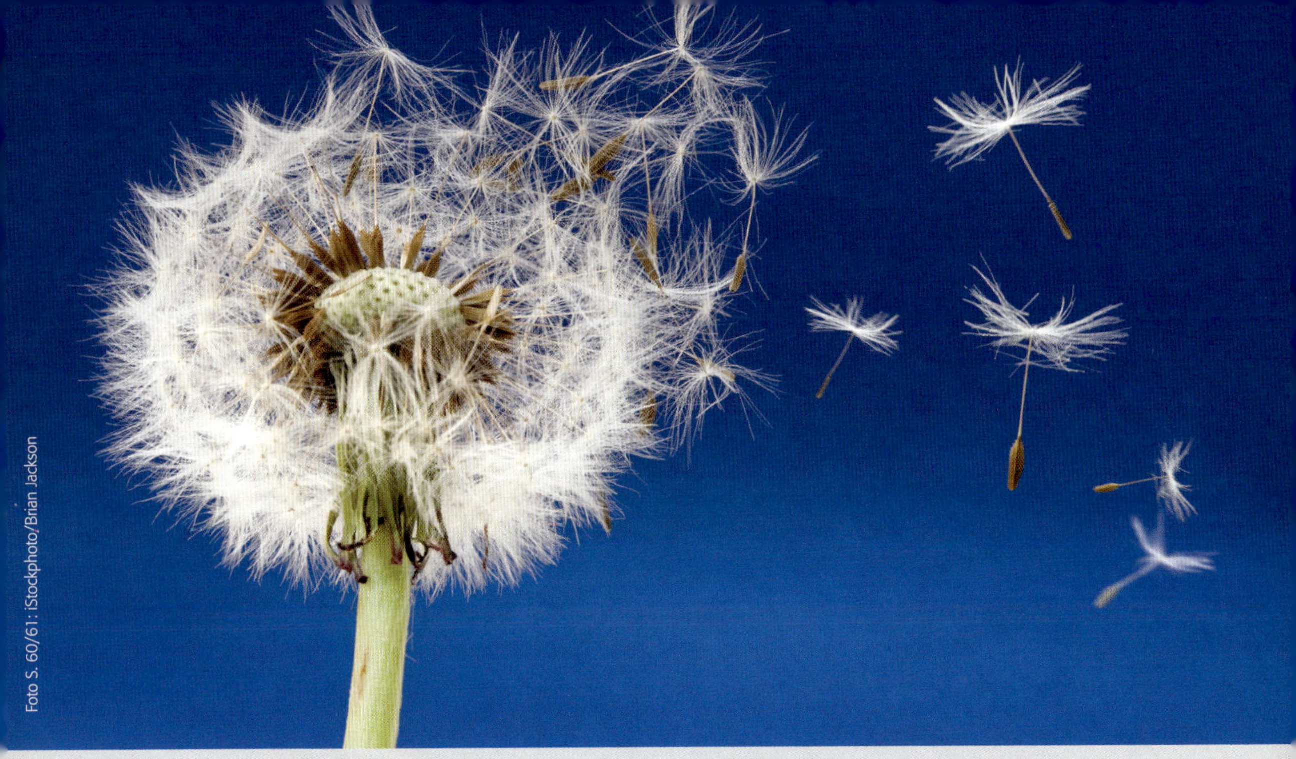

Foto S. 60/61: iStockphoto/Brian Jackson

Den tieferen Frieden über dem stillen Land
wünsche ich dir. Den tieferen Frieden
im schmeichelnden Wind wünsche ich dir.

ALTIRISCHER SEGENSWUNSCH

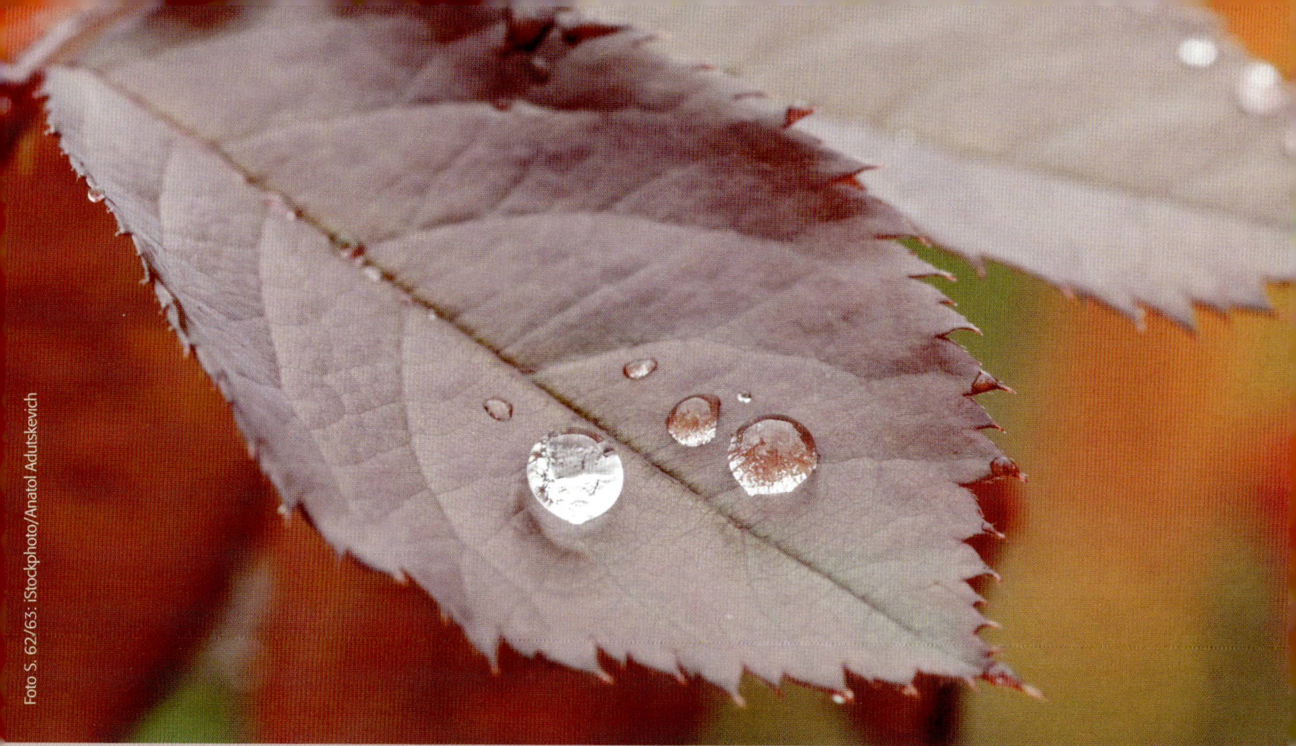

Foto S. 62/63: iStockphoto/Anatol Adutskevich

Nur wer durch ***Traurigkeit*** *ging,*
weiß, was es heißt, getröstet zu werden.

ESTHER DAMM

Auf dem Weg durch das Leid
leuchtet uns der Glaube, stärkt uns die Hoffnung,
tröstet uns die Liebe.

IRMGARD ERATH

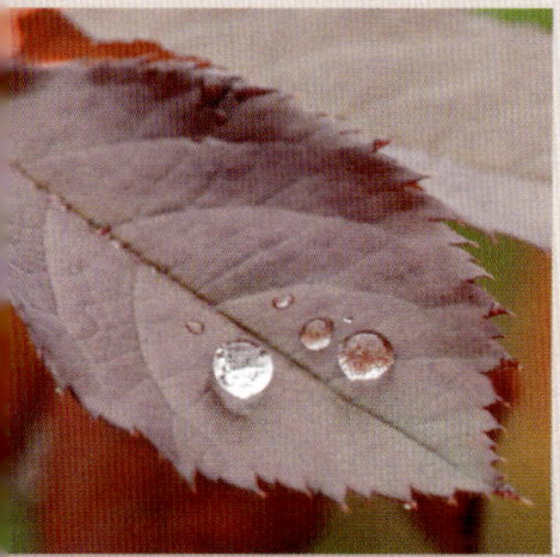

Manchmal sind es die Träume,
die dich überwintern lassen, die dich in der Zeit
abgestorbener Liebe und erfrorener Hoffnung
in zarten Bildern ahnen lassen,
dass kahle Zweige morgen
wieder Knospen treiben.

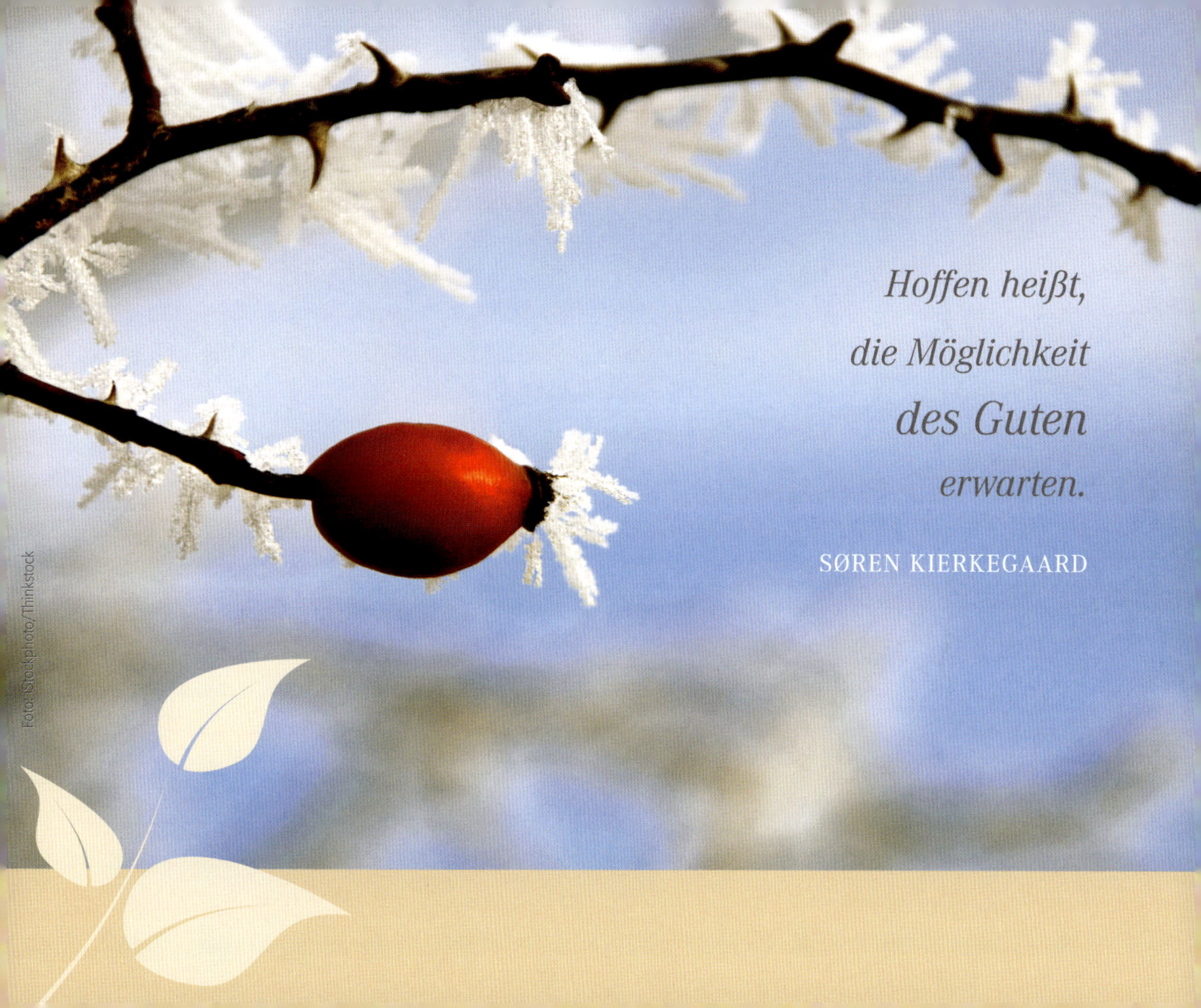

Hoffen heißt,

die Möglichkeit

des Guten

erwarten.

SØREN KIERKEGAARD

Foto: iStockphoto/Thinkstock

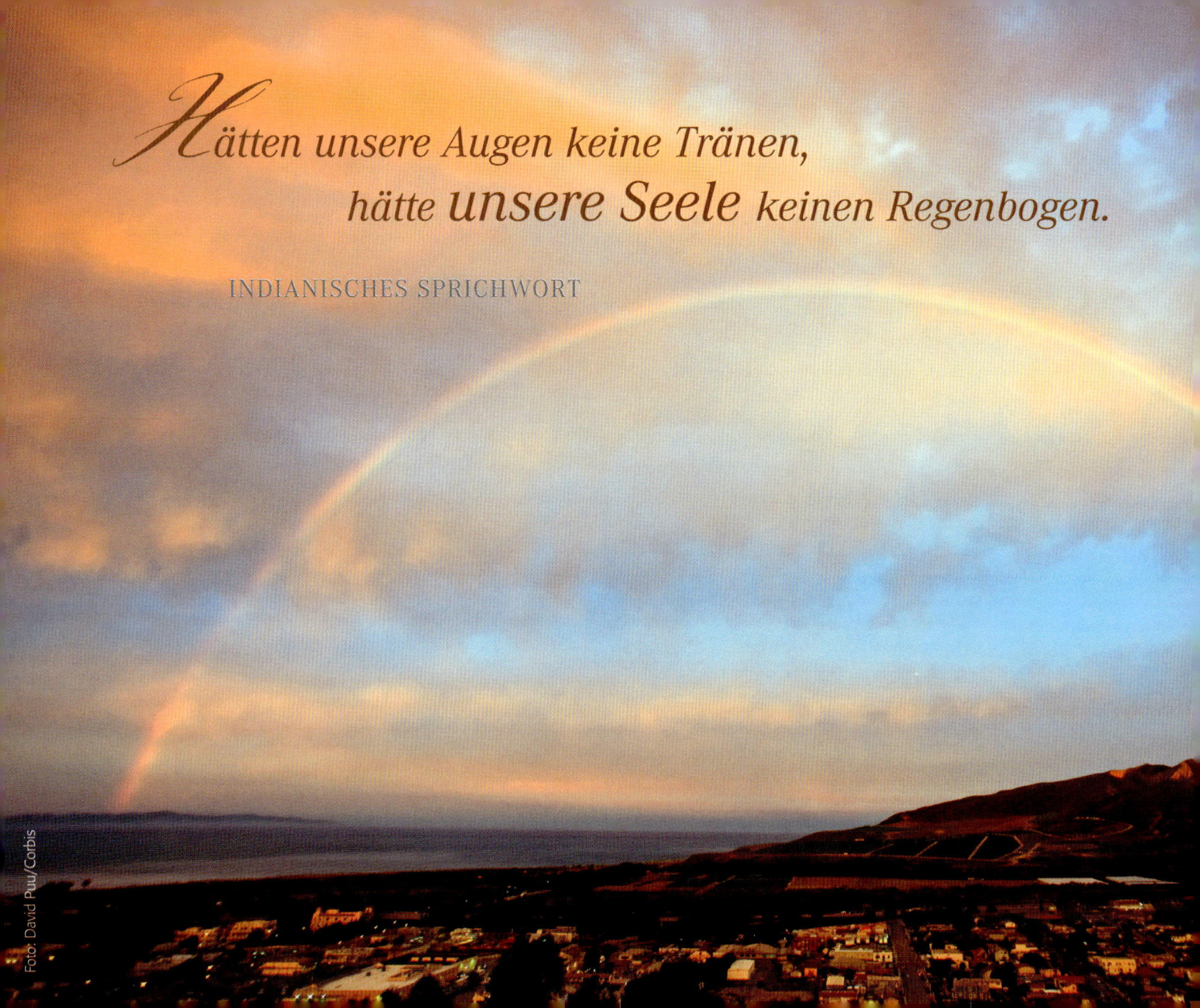

Hätten unsere Augen keine Tränen,
hätte unsere Seele keinen Regenbogen.

INDIANISCHES SPRICHWORT

Foto: David Puu/Corbis

Die Hoffnung ist wie ein Sonnenstrahl,

der in ein trauriges Herz dringt.

Öffne es weit und lass sie hinein.

FRIEDRICH HEBBEL

Nichts ist so hoffnungslos,

dass wir nicht Grund

zu **neuer Hoffnung** *fänden.*

MACHIAVELLI

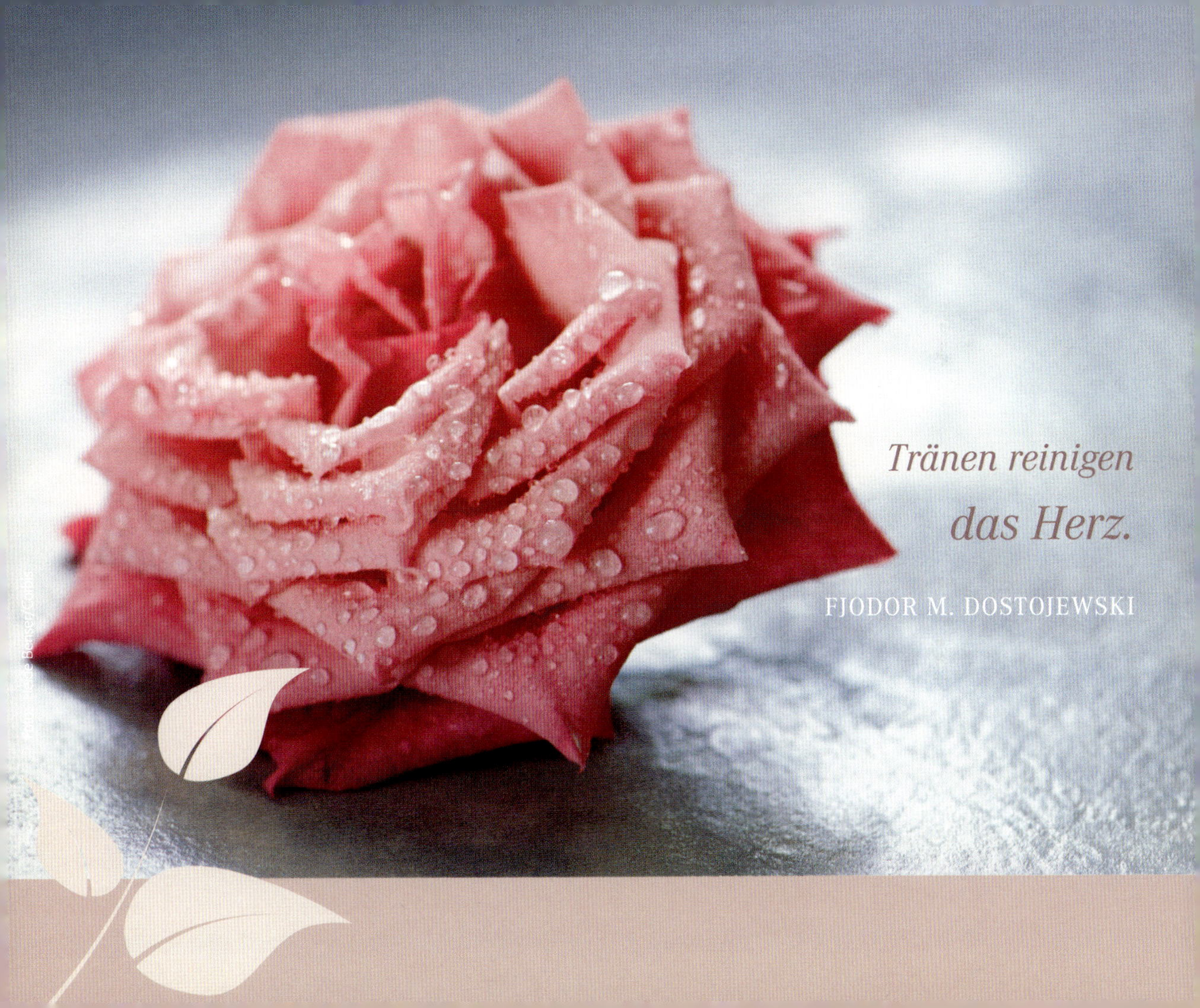

Tränen reinigen
das Herz.

FJODOR M. DOSTOJEWSKI

Hoffnung ist nicht Selbstgefälligkeit,
sondern der größte und schwierigste Sieg,
den der Mensch über seine Seele erringen kann.

GEORGES BERNANOS

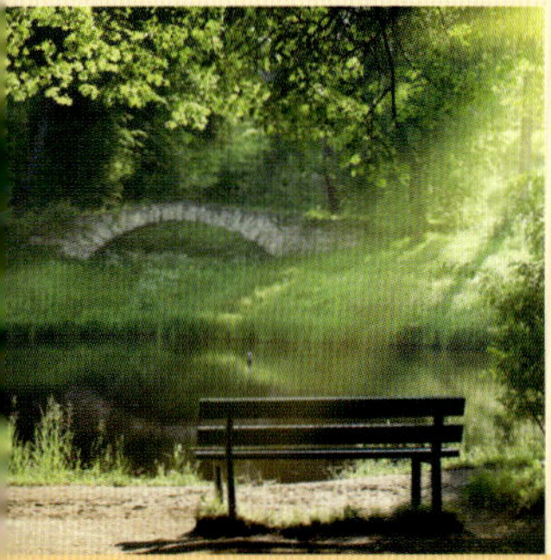

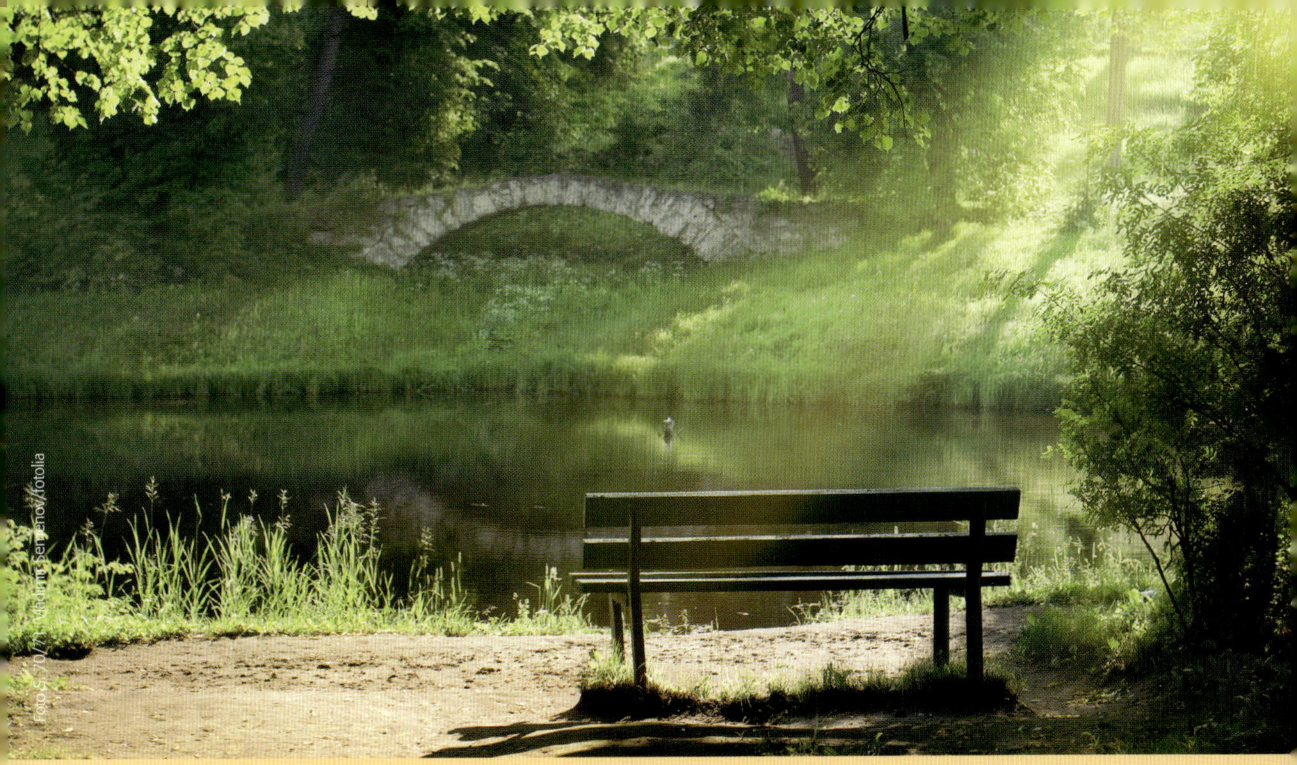

Wo der Tod uns trennt,
baut die Liebe eine Brücke: Die Brücke des Gebets.

IRMGARD ERATH

Wer Mut und Vertrauen hat,
wird im Unglück nicht untergehen.

ANNE FRANK

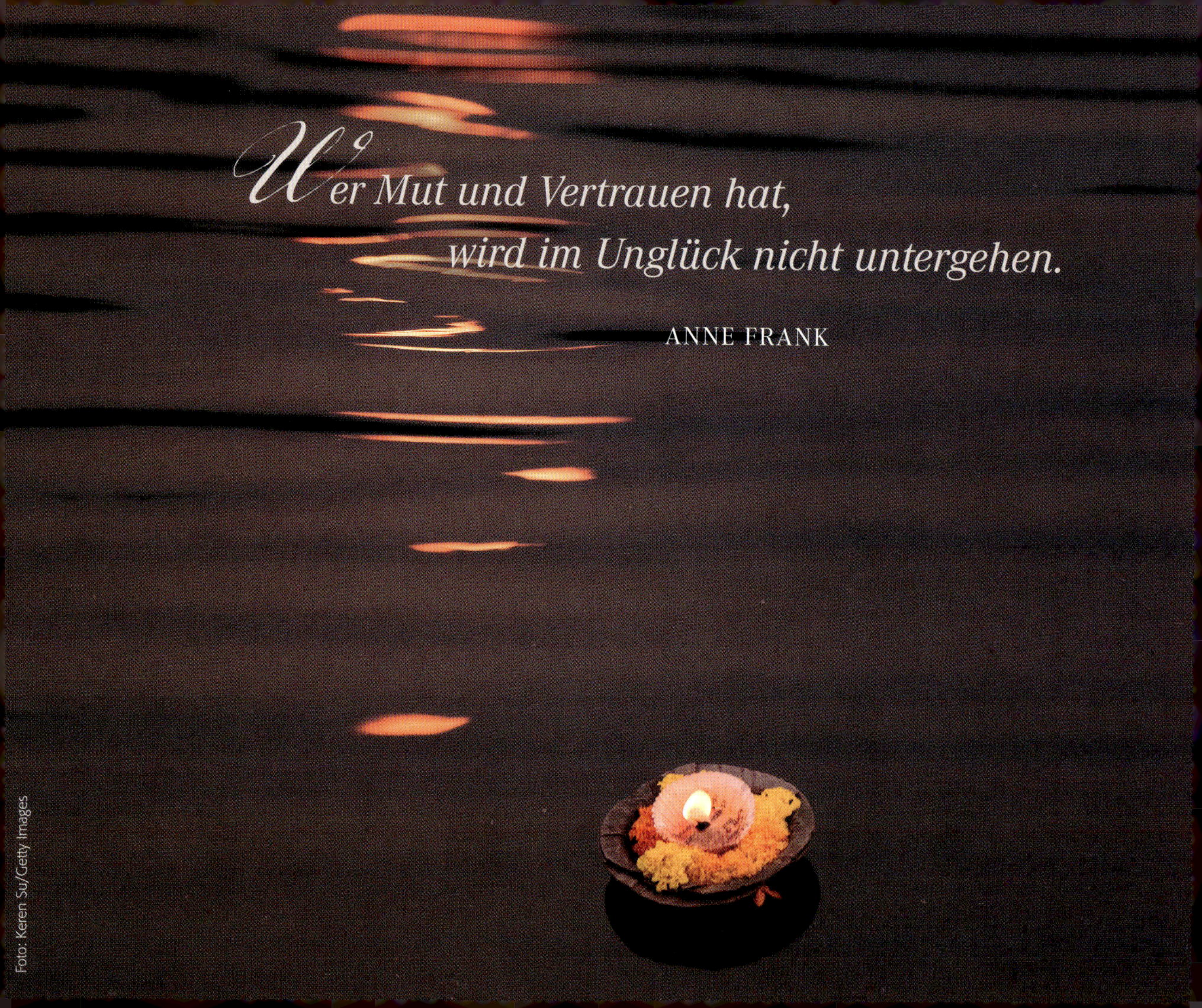

Foto: Keren Su/Getty Images

Ziele der Hoffnung

lassen sich nur erreichen

durch den immer neuen Mut

zum Vertrauen.

JOHANNES MERZ

Da ist ein Land der Lebenden
und ein Land der Toten. Und die Brücke zwischen ihnen
ist die Liebe – das einzig Bleibende,
der einzige Sinn.

THORNTON WILDER

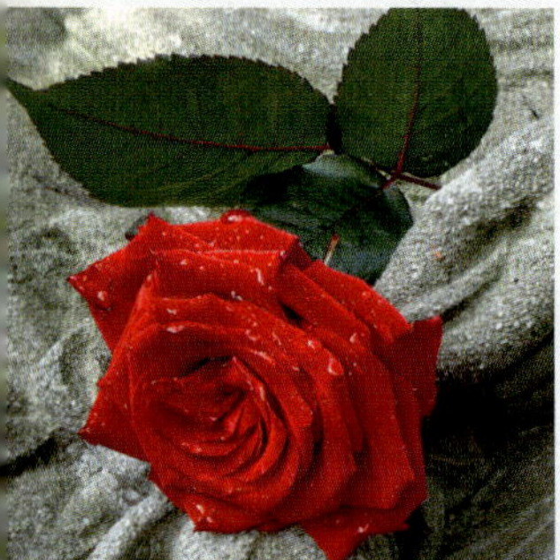

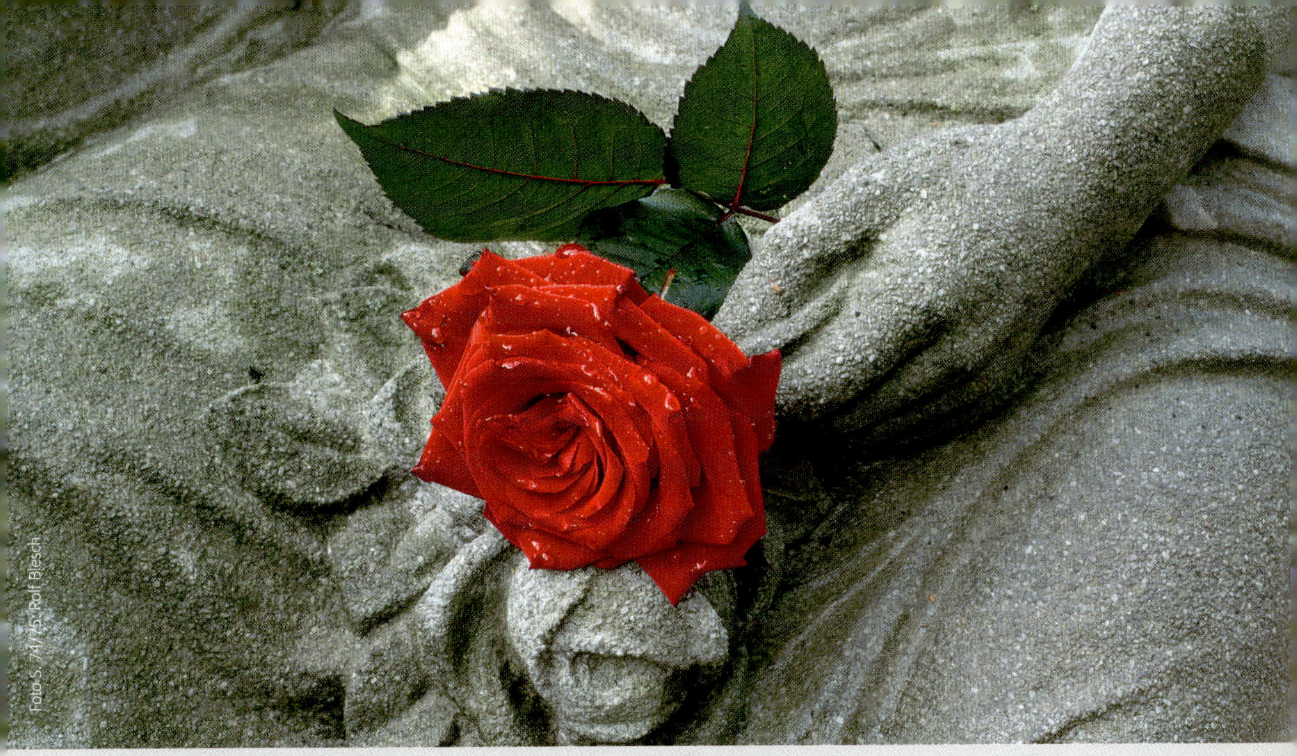

Wir leben alle von dem,
was uns Menschen in bedeutungsvollen Stunden
unseres Lebens gegeben haben.

NOVALIS

Wenn dir jemand erzählt, dass die Seele
mit dem Körper zusammen vergeht und dass das,
was einmal tot ist, niemals wiederkommt, so sage ihm:
Die Blume geht zugrunde, aber der Same bleibt zurück
und liegt vor uns, geheimnisvoll,
wie die Ewigkeit des Lebens.

KHALIL GIBRAN

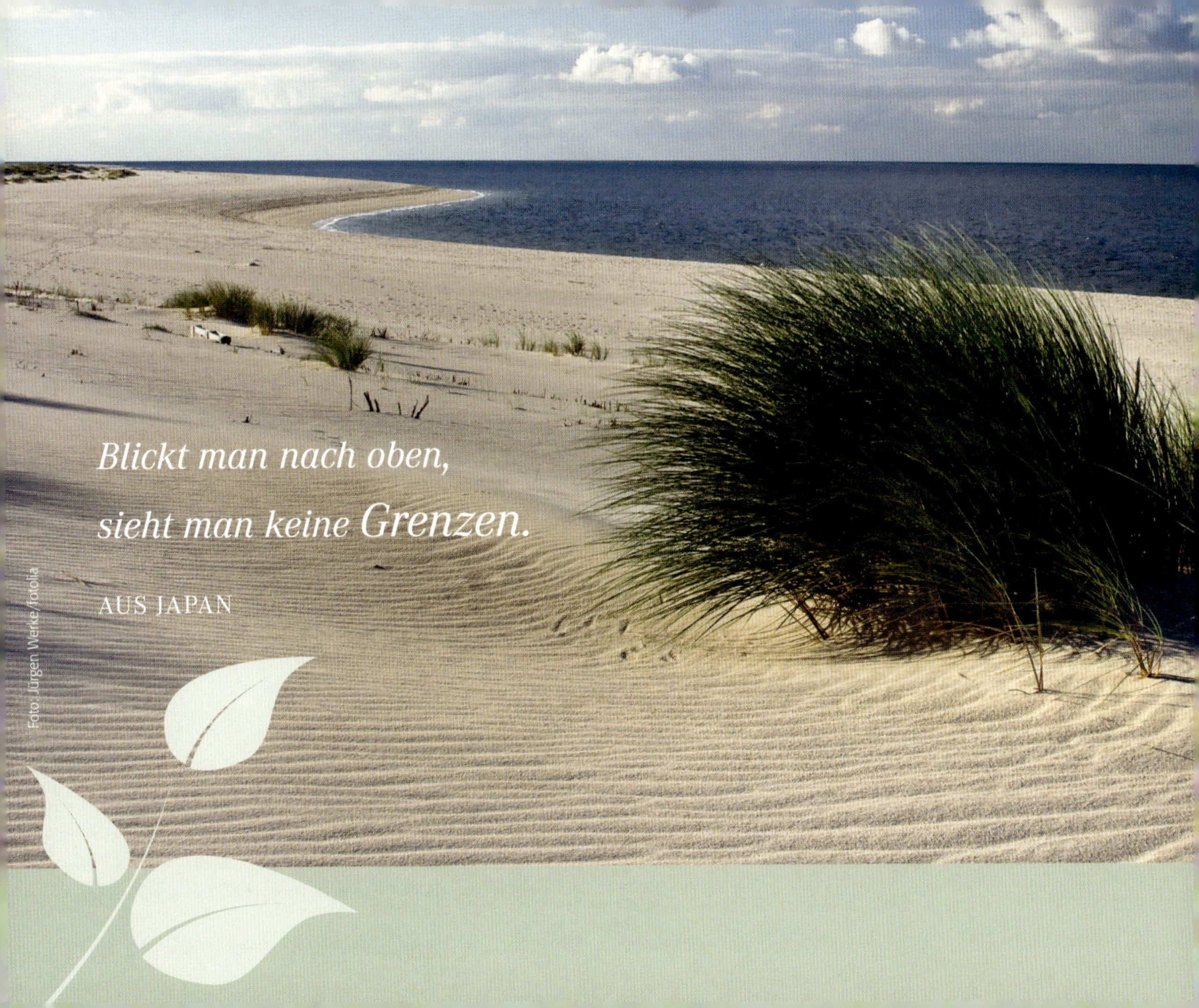

Blickt man nach oben,
sieht man keine Grenzen.

AUS JAPAN

Foto: Jürgen Werke/fotolia

Jede Nacht hat ihre Sterne,
jedes Dunkel hat sein Licht,
in jeder Düsternis schimmert eine Kerze –
wenn du sie entzündest.

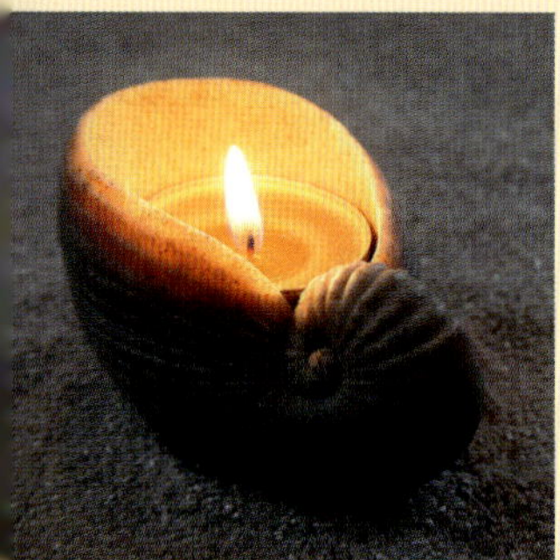

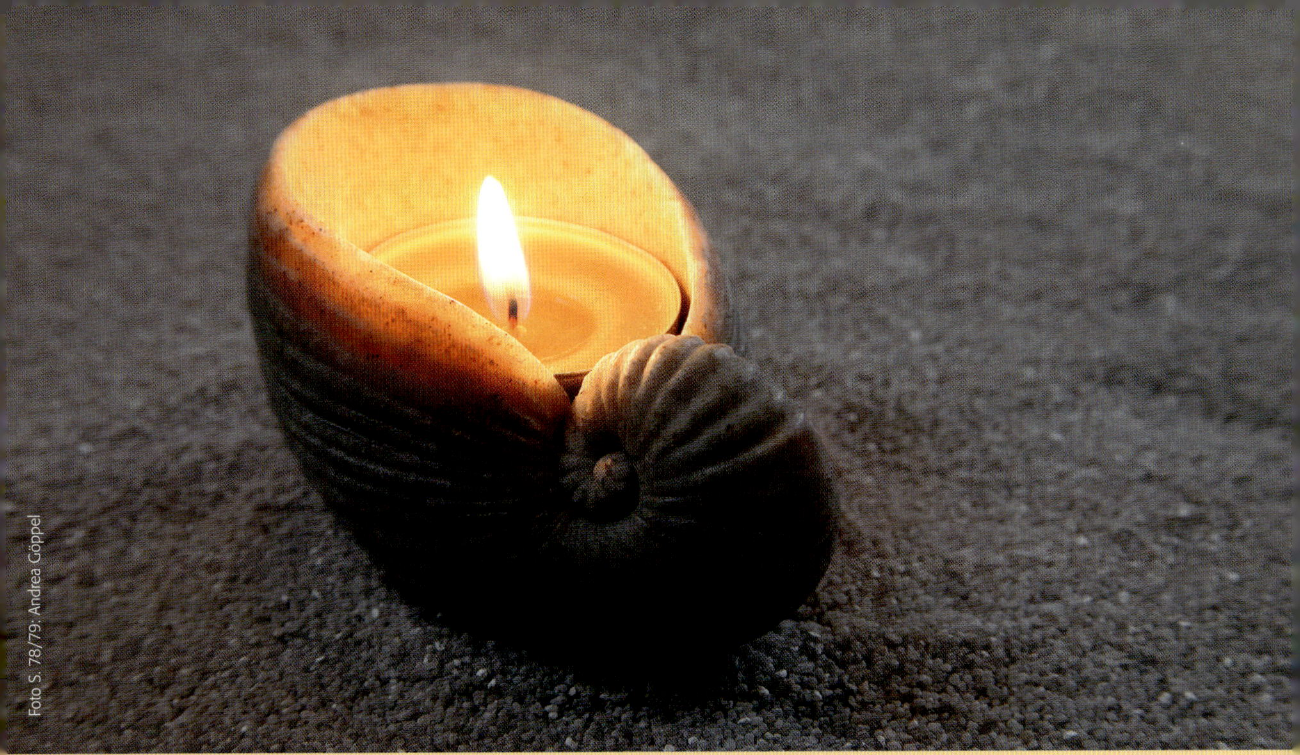

Foto S. 78/79: Andrea Göppel

Schon **das Licht** *einer einzigen Kerze*
bannt die Finsternis.

WALTER REISBERGER

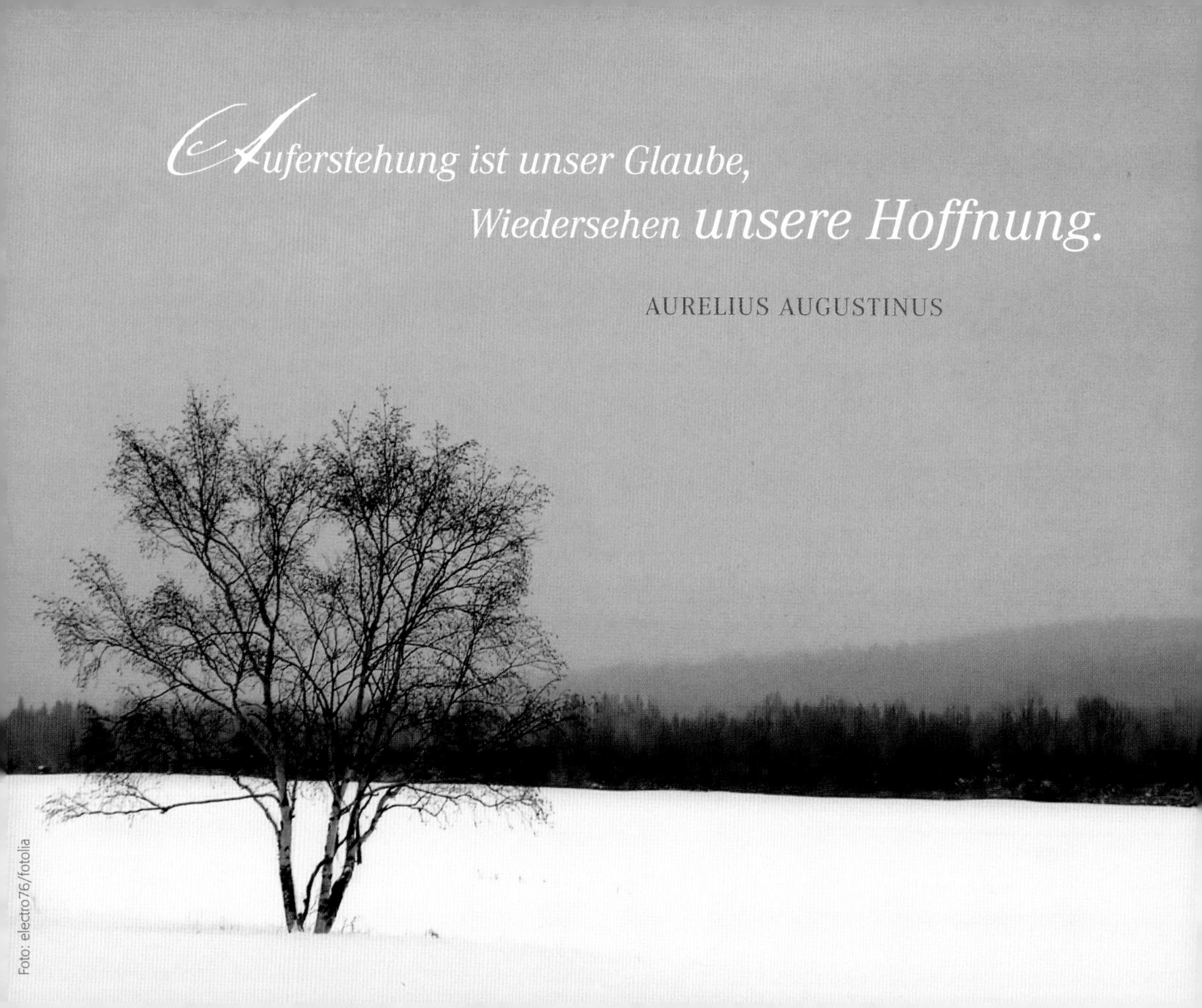

Foto: electro76/fotolia

Lass warm und hell die Kerzen heute flammen,
die Du in unsere Dunkelheit gebracht,
führ, wenn es sein kann, wieder uns zusammen!
Wir wissen es, Dein Licht scheint in der Nacht.

DIETRICH BONHOEFFER

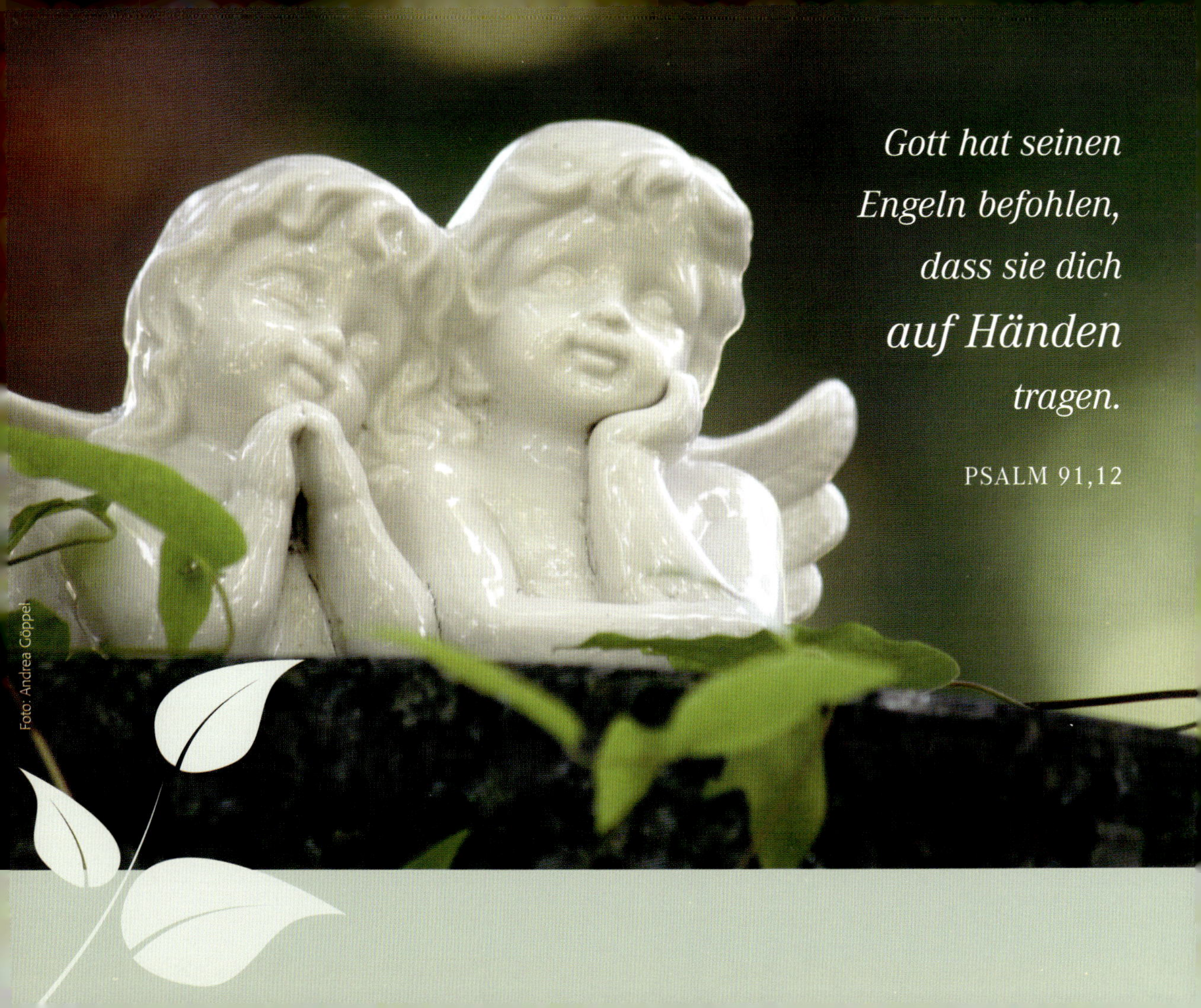
Gott hat seinen
Engeln befohlen,
dass sie dich
auf Händen
tragen.
PSALM 91,12

Foto: Andrea Göppel

Hoffnung ist nichts anderes

als der Glaube an Gottes

unendliche Liebe.

CHARLES DE FOUCAULD

Aus dem Leben ist er zwar geschieden,
aber nicht aus unserem Leben;
denn wie vermöchten wir ihn tot zu wähnen,
der so lebendig in unserem Herzen
immer wohnt.

AURELIUS AUGUSTINUS

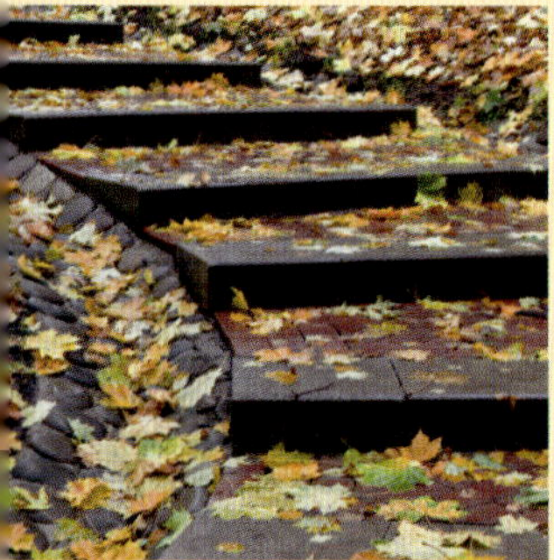

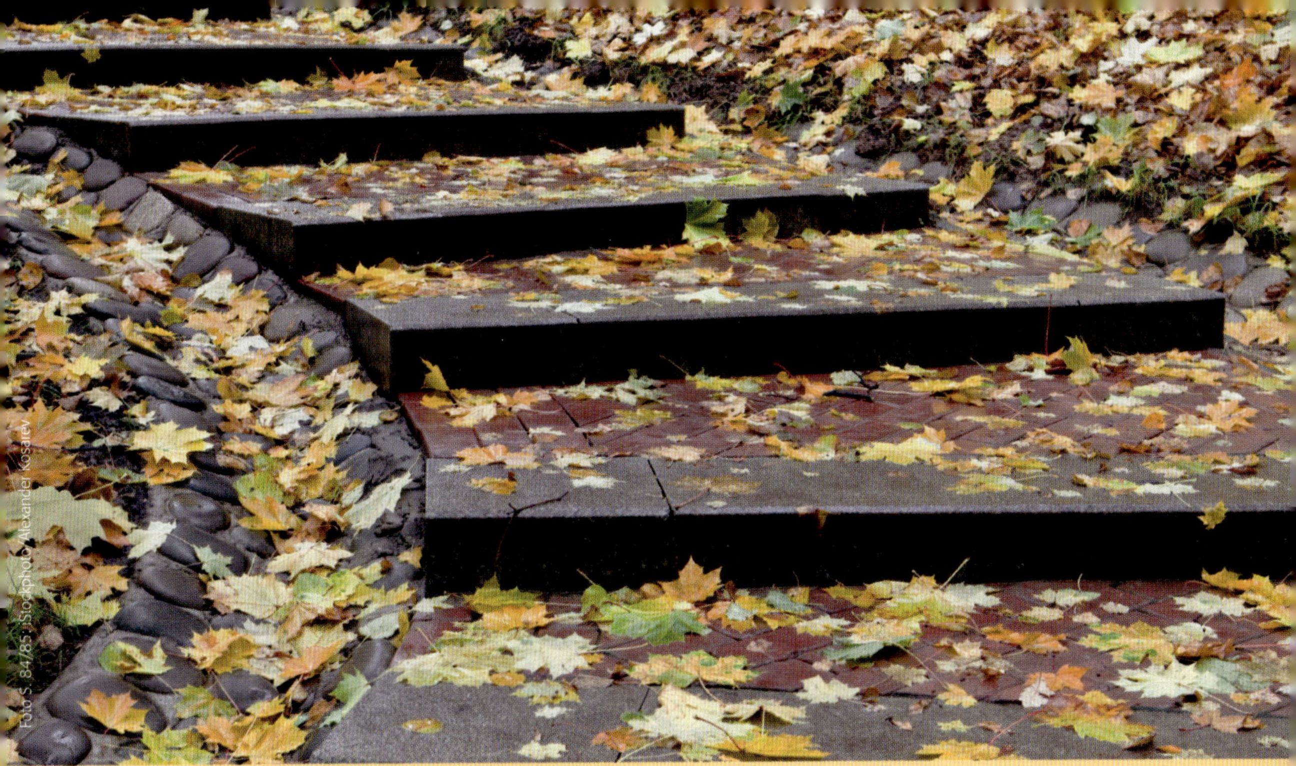

Gott führt uns nicht am Leiden vorbei,

aber er hilft uns hindurch.

F.A. BENGEL

Jedes Lüftchen, jeder Strahl von Licht und Wärme,
jedes Aufschimmern von Schönheit *ist gleichsam*
nur der Saum des Gewandes, das Rauschen des Kleides jener,
die Gott von Angesicht zu Angesicht *schauen.*

JOHN HENRY NEWMAN

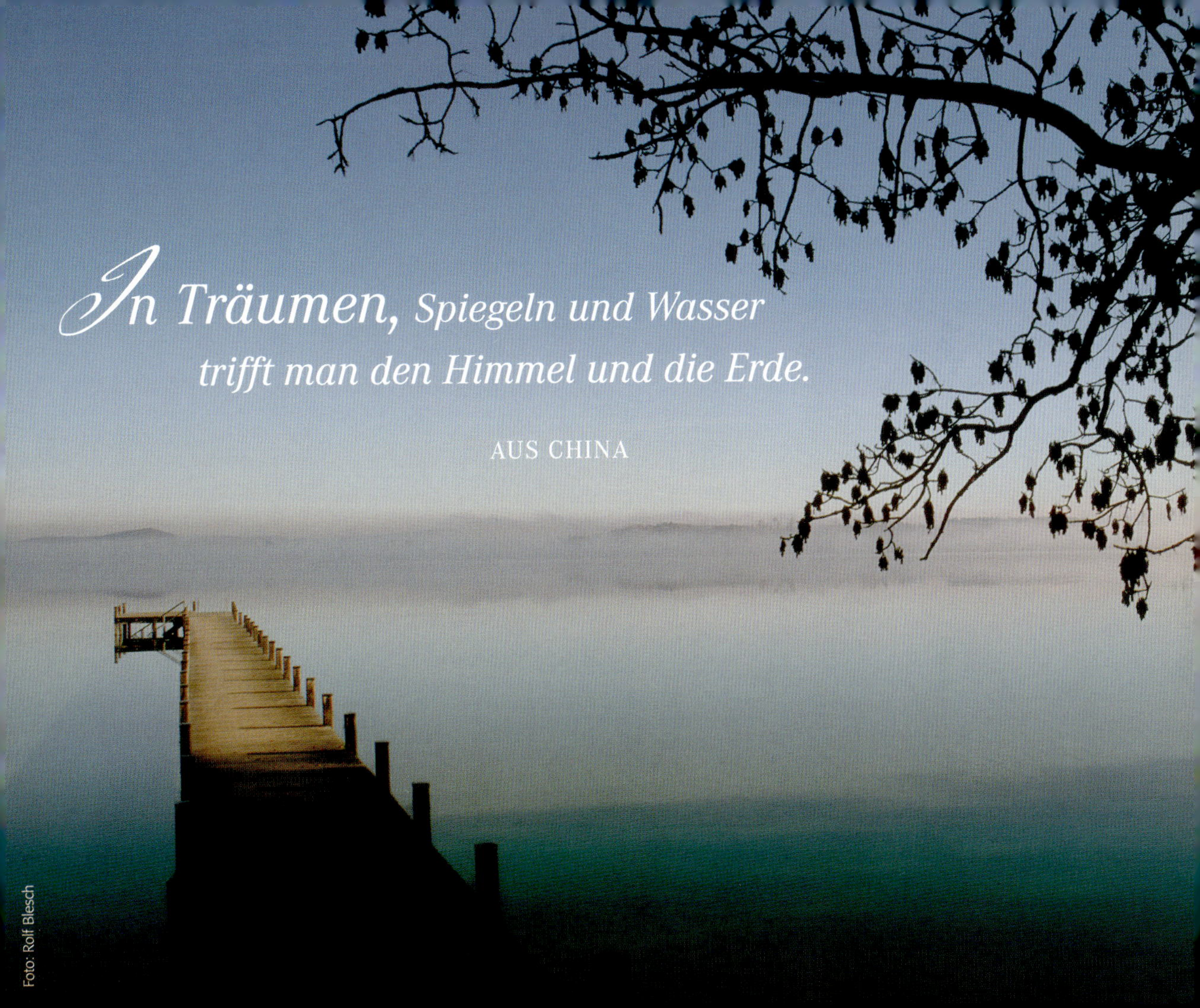

In Träumen, Spiegeln und Wasser trifft man den Himmel und die Erde.

AUS CHINA

Foto: Rolf Blesch

Ein Stück des Weges liegt hinter dir,

ein anderes Stück hast du noch vor dir.

Wenn du verweilst, dann nur, um dich zu stärken,

nicht aber, um aufzugeben.

AURELIUS AUGUSTINUS

Unsinkbar treibt
die Blüte der Erinnerung
auf dem stillen Ozean
der Trauer.

ANSELM FRIESER

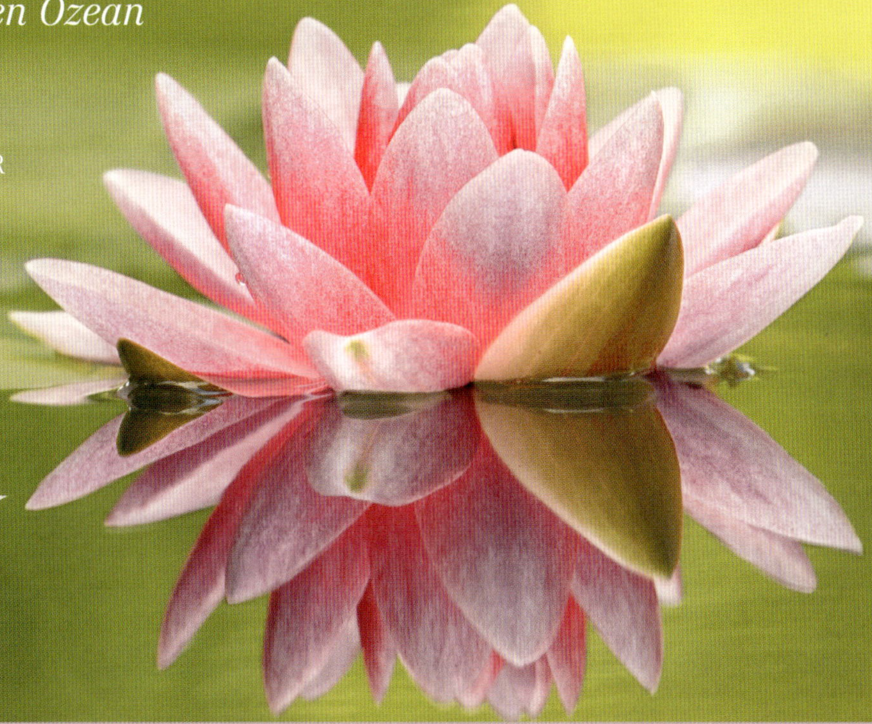

Foto: iStockphoto/Hedda Gjerpen

Das goldene Tor steht offen,
die liebe Stimme spricht, da weilt mein süßes Hoffen,
da wohnt das ew'ge Licht.

MAX VON SCHENKENDORF

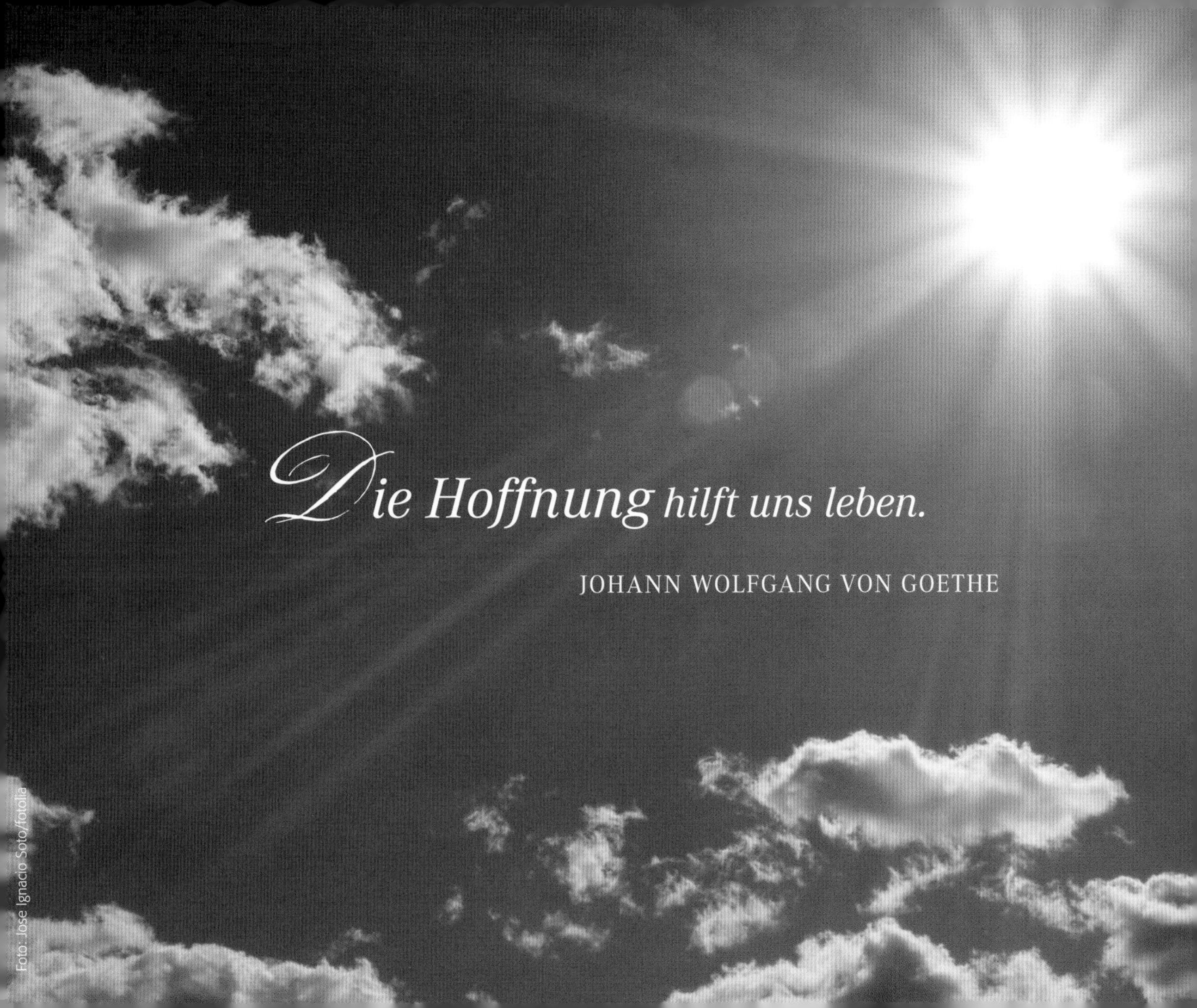

Foto: Jose Ignacio Soto/fotolia

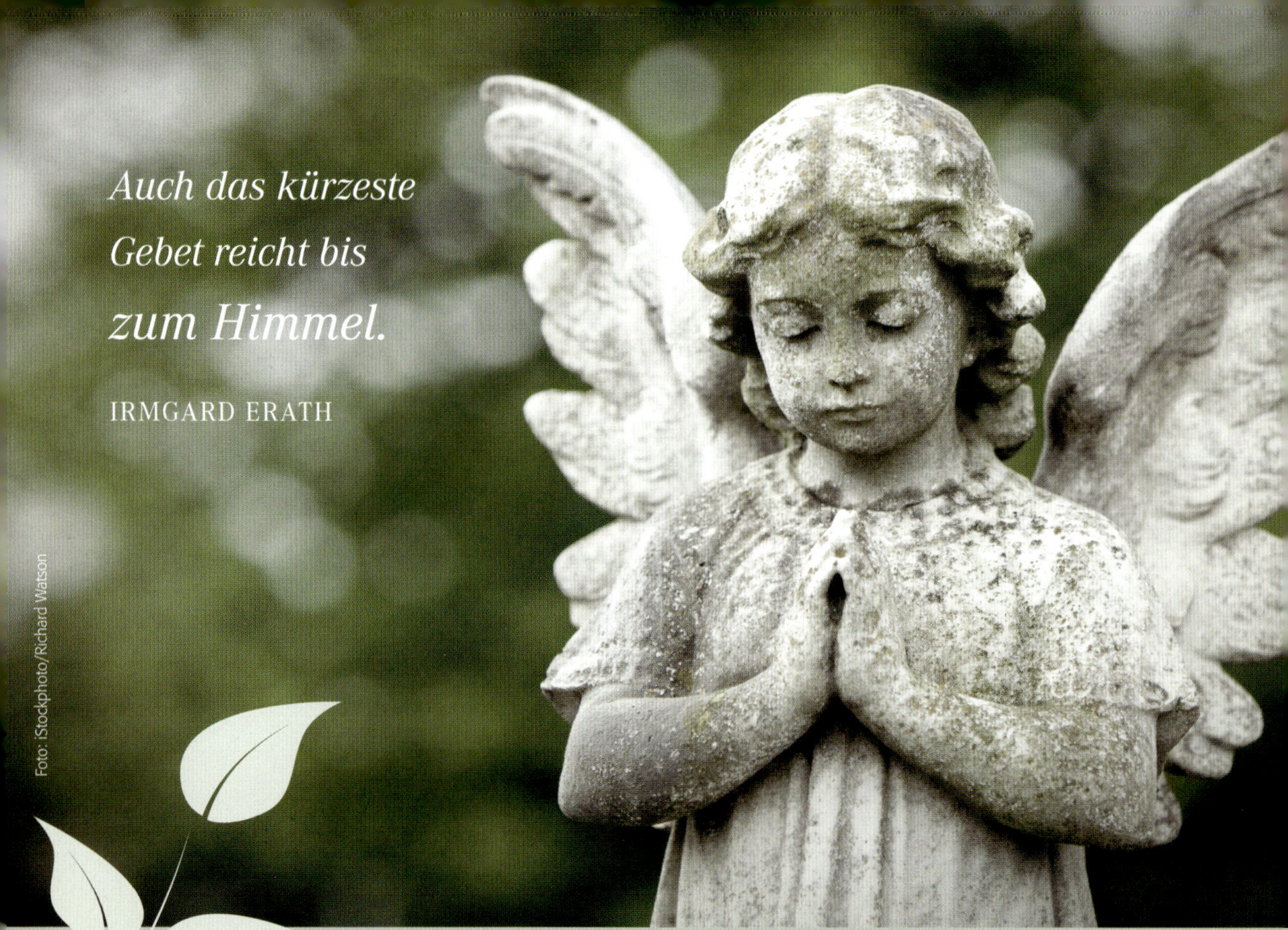

Auch das kürzeste Gebet reicht bis zum Himmel.

IRMGARD ERATH

Foto: iStockphoto/Richard Watson

Wenn du bei Nacht den Himmel anschaust,
wird es dir sein, als lachten alle Sterne,
weil ich auf einem von ihnen wohne,
weil ich auf einem von ihnen lache.

ANTOINE DE SAINT-EXUPÉRY

Man kann den Tod eines geliebten Menschen

tief und innig beklagen

und doch in Hoffnung weiterleben.

THEODOR FONTANE

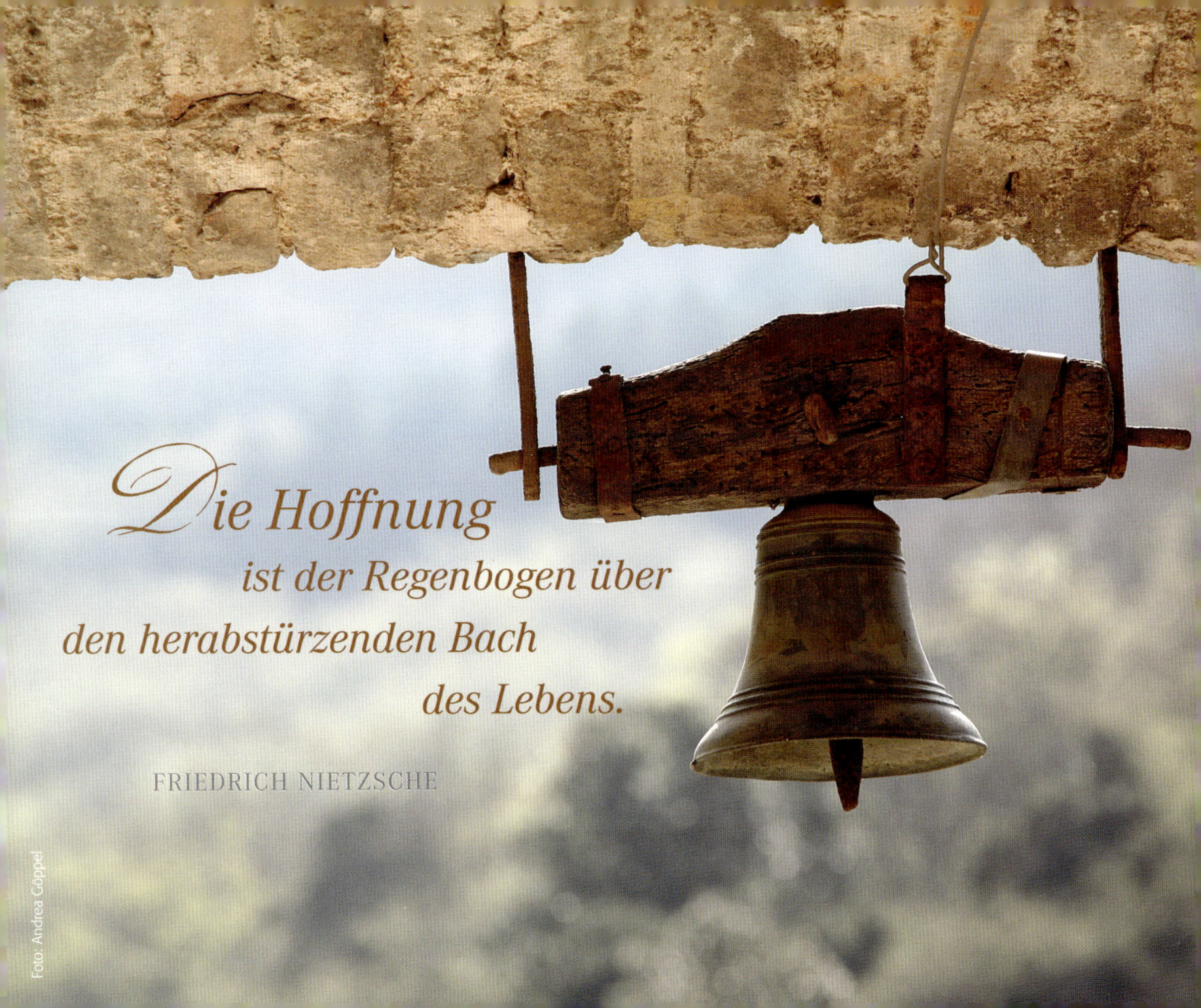
Die Hoffnung
ist der Regenbogen über
den herabstürzenden Bach
des Lebens.
FRIEDRICH NIETZSCHE
Foto: Andrea Göppel

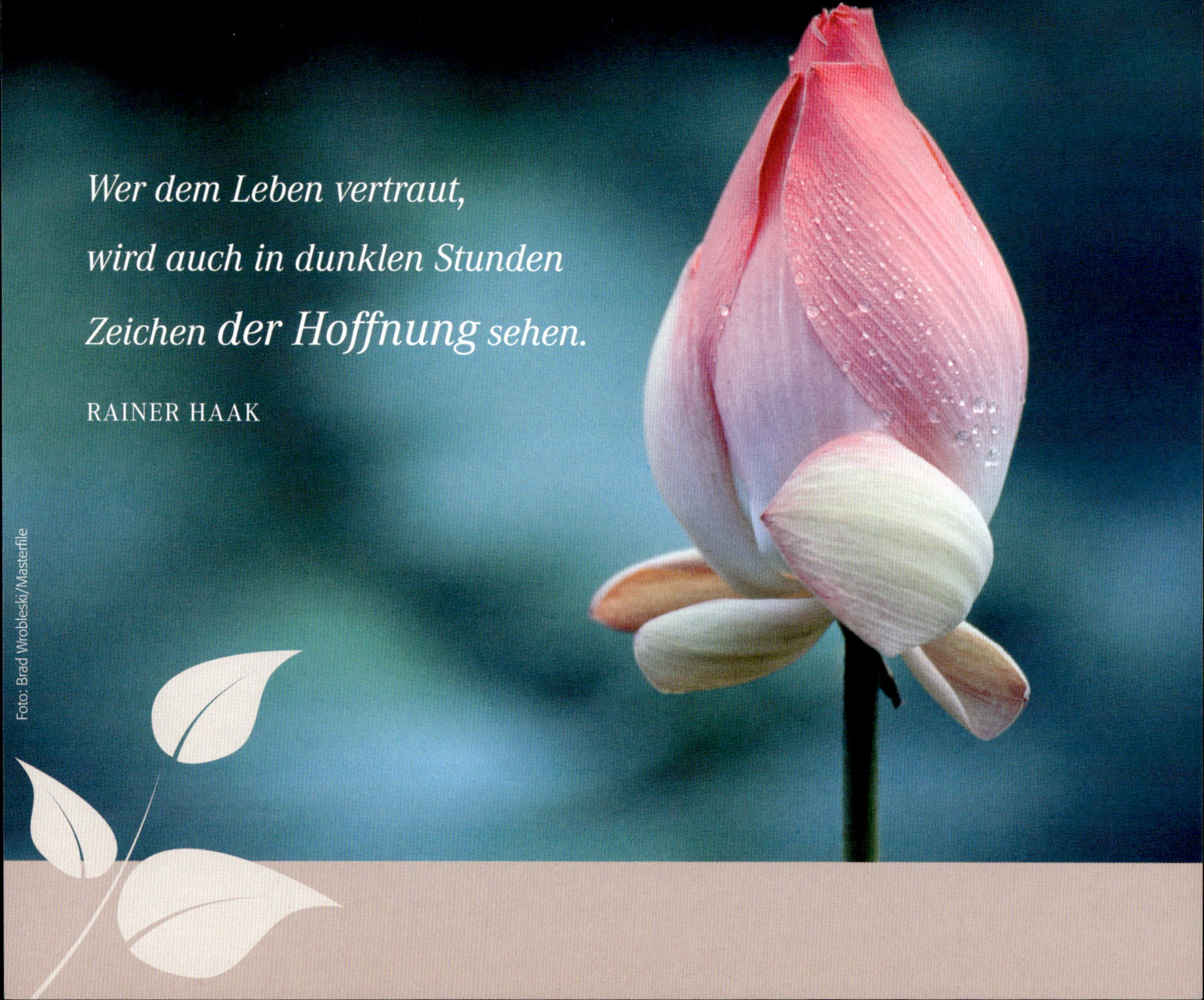
Wer dem Leben vertraut,
wird auch in dunklen Stunden
Zeichen der Hoffnung sehen.
RAINER HAAK

Foto: Brad Wrobleski/Masterfile

Wenn auch die Menschen sterblich sind,

die ich liebe, so ist doch das unsterblich,

was ich an ihnen vor allem liebe.

FRANZ VON SALES

Wenn durch einen Menschen

ein wenig mehr Liebe und Güte,

ein wenig mehr Licht und Wahrheit in der Welt war,

dann hat sein Leben einen Sinn gehabt.

ALFRED DELP

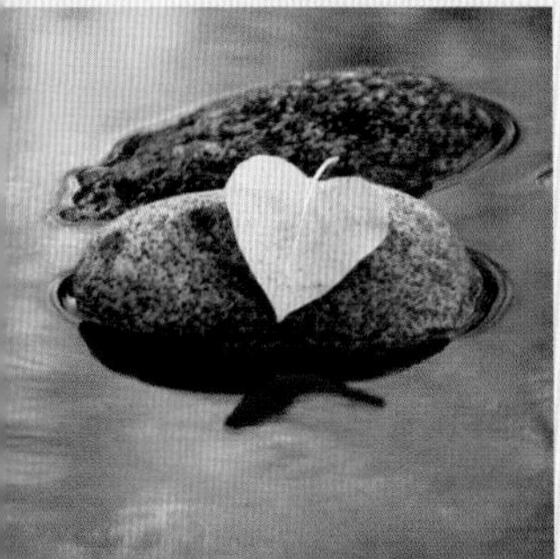

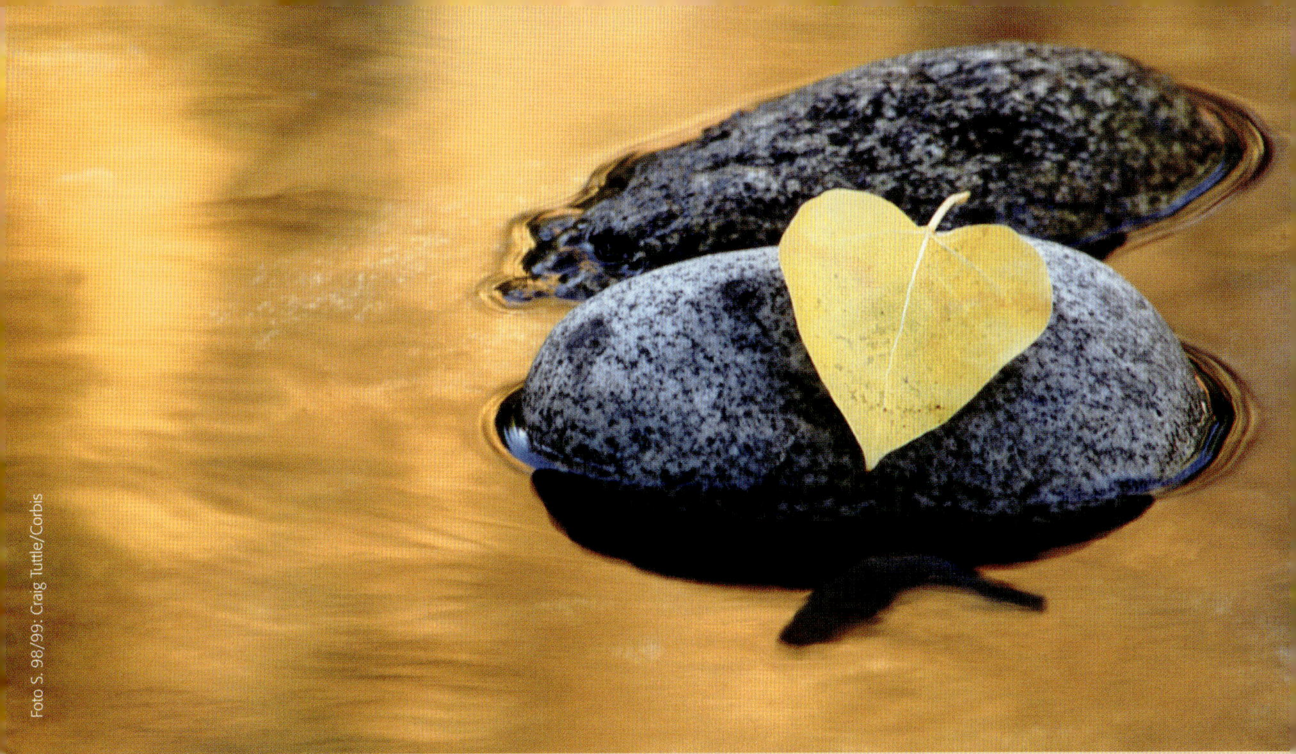
Foto S. 98/99: Craig Tuttle/Corbis

Ein guter, edler Mensch, der mit uns gelebt,
kann uns nicht genommen werden;
er lässt eine leuchtende Spur zurück.

THOMAS CARLYLE

Wenn ich wüsste,

dass morgen die Welt unterginge,

würde ich noch heute

ein Apfelbäumchen pflanzen.

MARTIN LUTHER

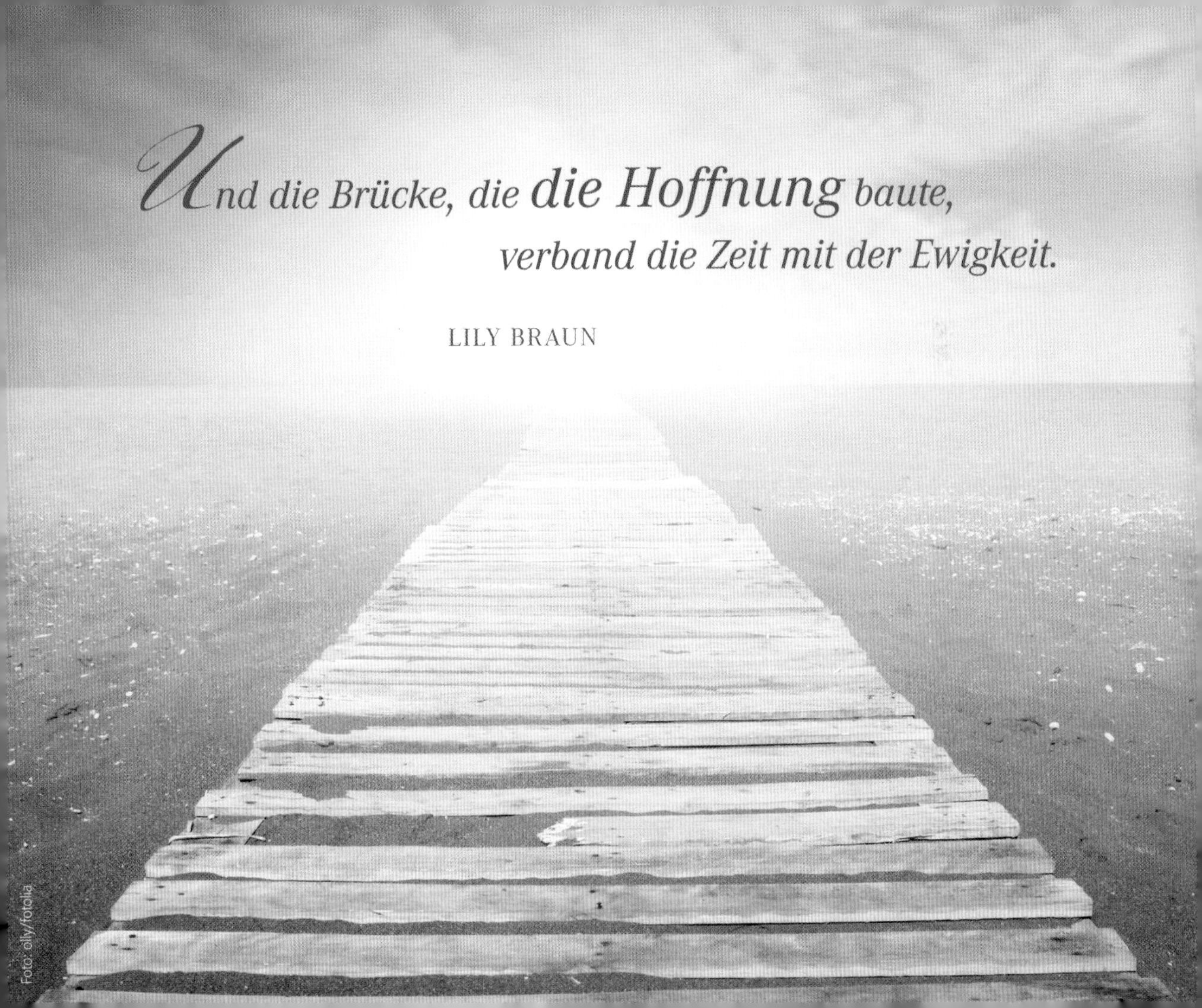

Und die Brücke, die ***die Hoffnung*** *baute,*
verband die Zeit mit der Ewigkeit.

LILY BRAUN

Foto: olly/fotolia

Ein Mensch, der uns

auf unserem Lebensweg mit seiner Liebe begleitet hat,

bleibt uns für immer nah.

IRMGARD ERATH

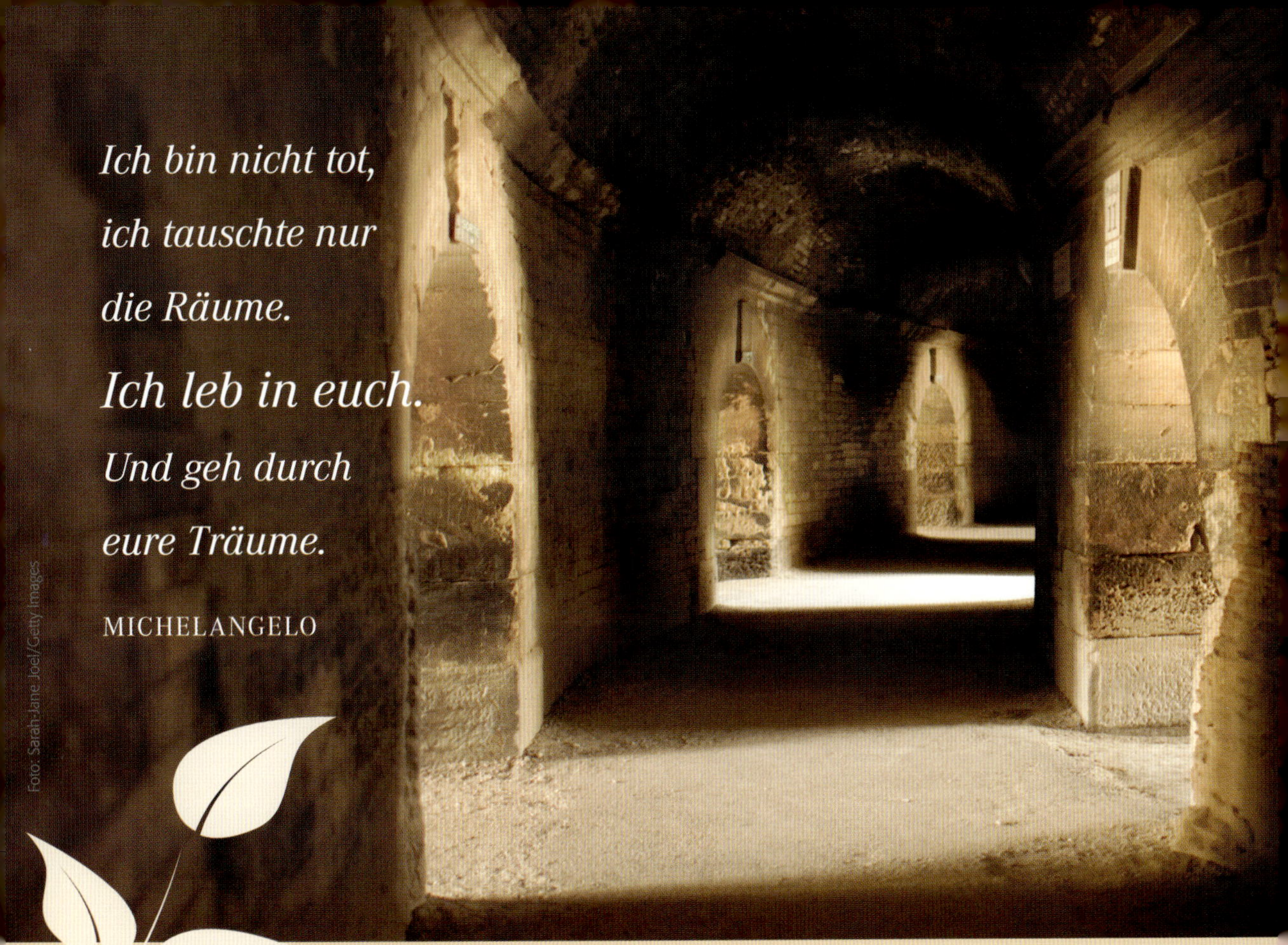

Ich bin nicht tot,
ich tauschte nur
die Räume.
Ich leb in euch.
Und geh durch
eure Träume.

MICHELANGELO

Wer im Gedächtnis seiner Lieben lebt,
ist nicht tot. Er ist nur fern.
Tot ist nur, wer vergessen wird.

IMMANUEL KANT

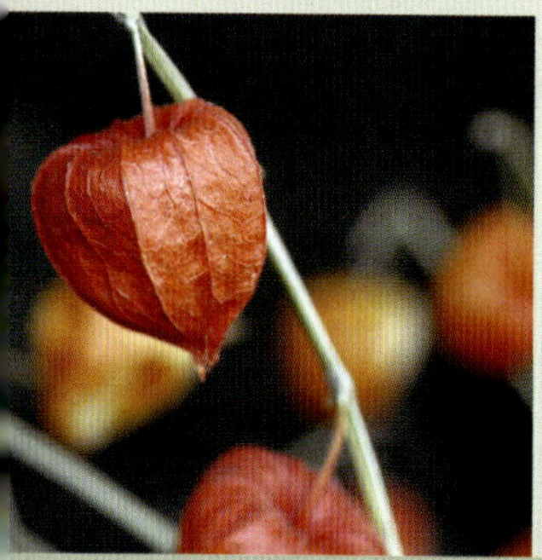

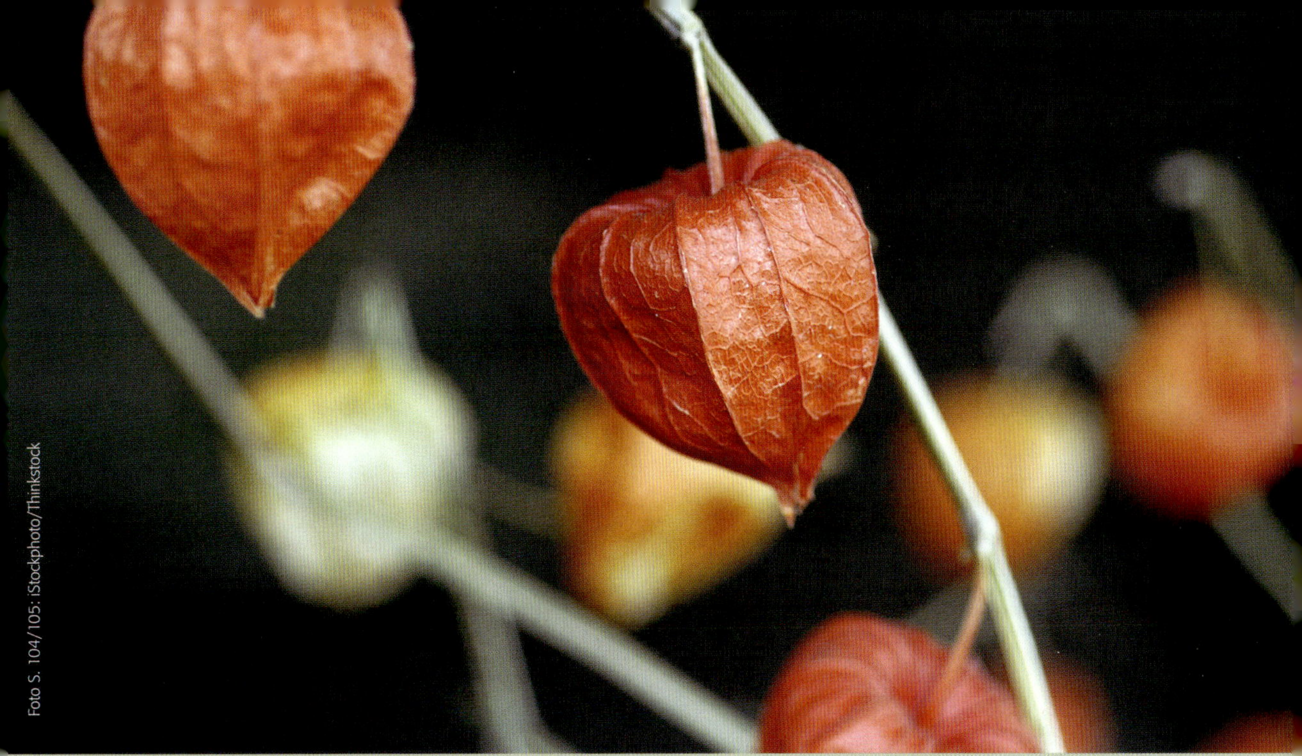

Foto S. 104/105: iStockphoto/Thinkstock

Alles, was schön ist, bleibt auch schön,
auch wenn es welkt. Und unsere Liebe bleibt Liebe,
auch wenn wir sterben.

MAXIM GORKI

Unser Glaube ist wie der Regenbogen,
der uns mit dem Himmel *verbindet.*

GÜNTER GOEPFERT

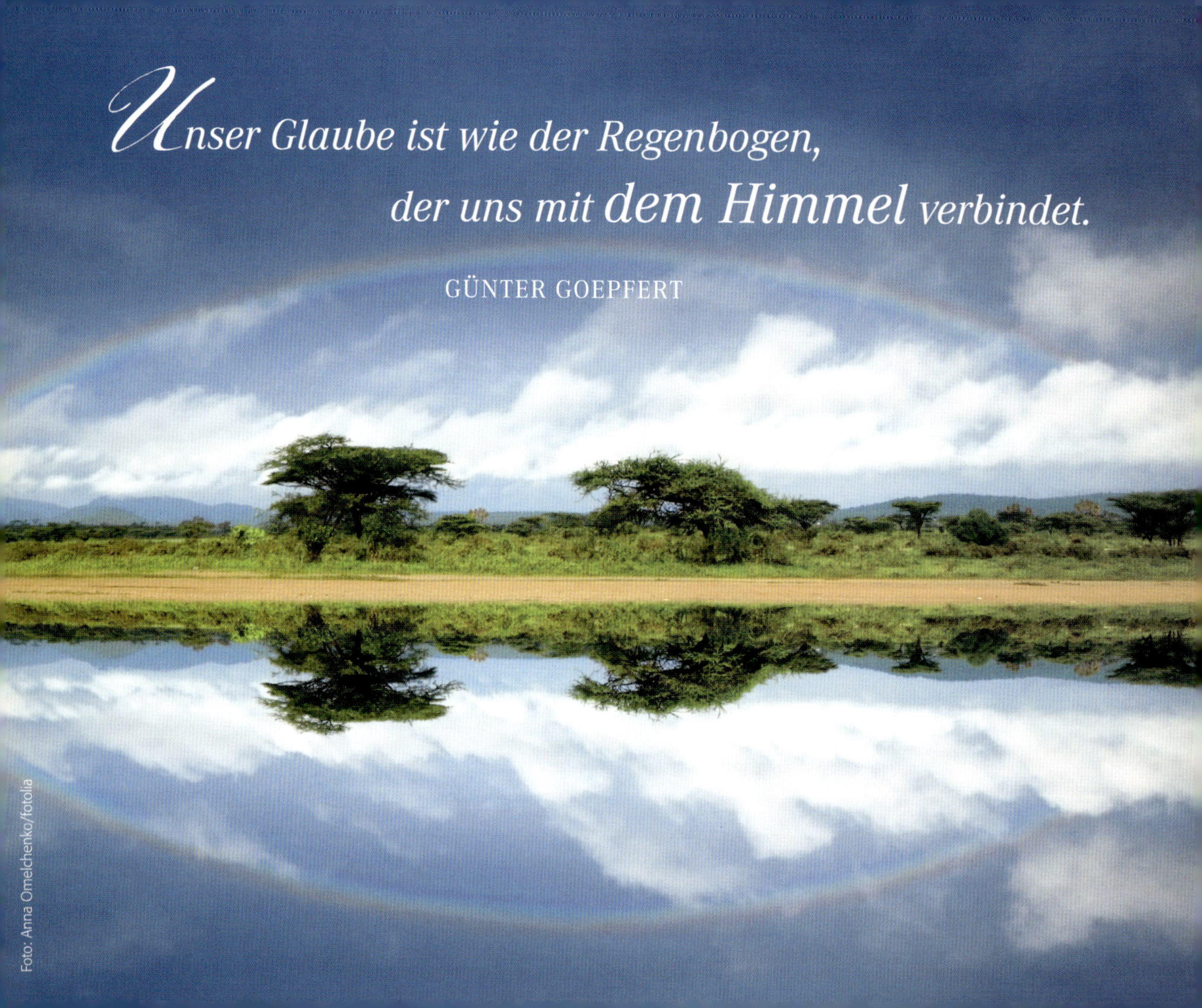

Foto: Anna Omelchenko/fotolia

Im Glauben an die Auferstehung,

in der Hoffnung auf ein Wiedersehen und in der Liebe,

die wir im Herzen bewahren,

wird die Endgültigkeit des großen Abschieds aufgehoben.

IRMGARD ERATH

Der Glaube gibt uns Kraft,

tapfer zu tragen, was wir nicht ändern können,

und Enttäuschungen und Sorgen gelassen auf uns zu nehmen,

ohne je die Hoffnung *zu verlieren.*

MARTIN LUTHER KING

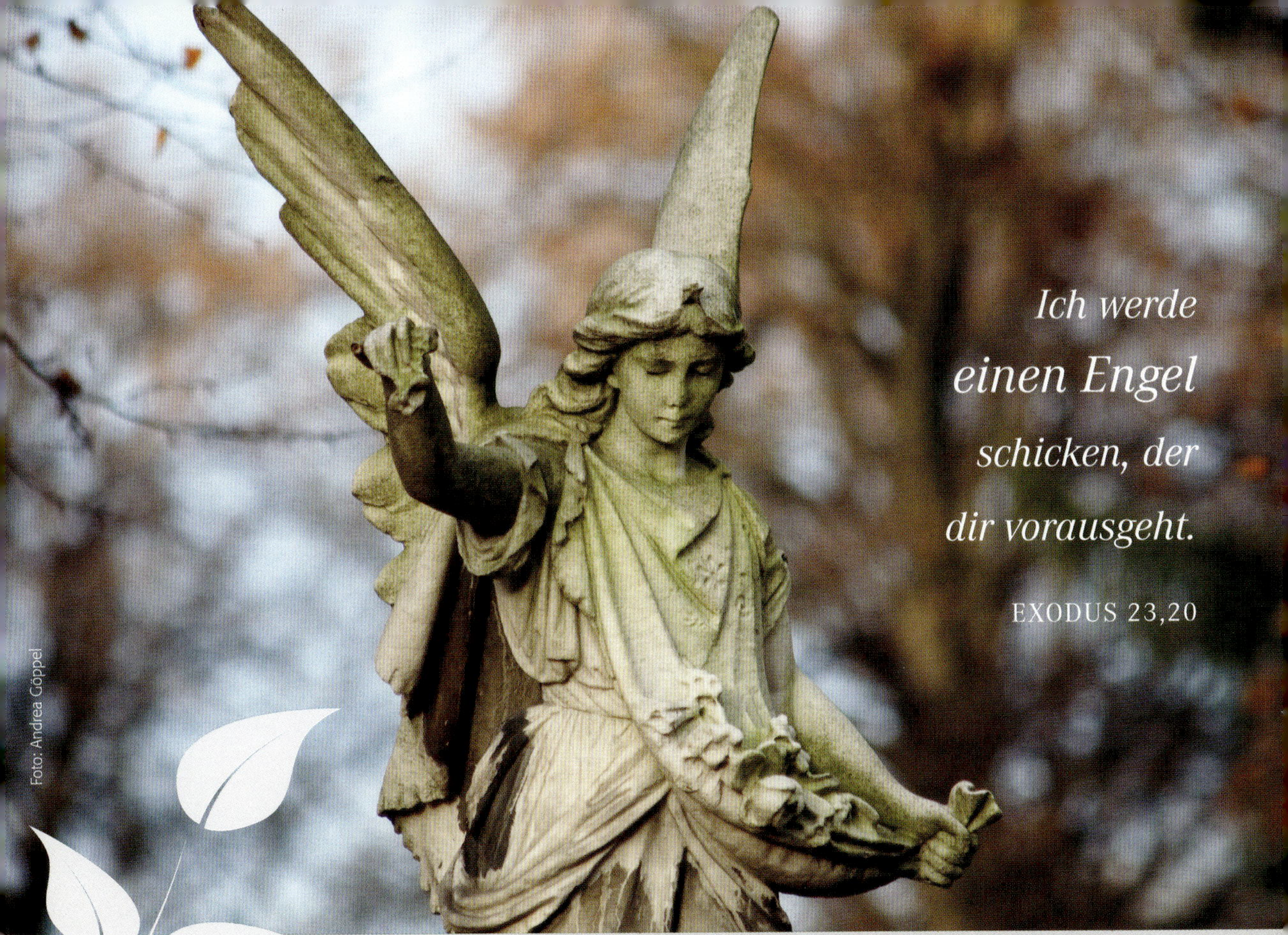
Ich werde
einen Engel
schicken, der
dir vorausgeht.
EXODUS 23,20

Foto: Andrea Göppel

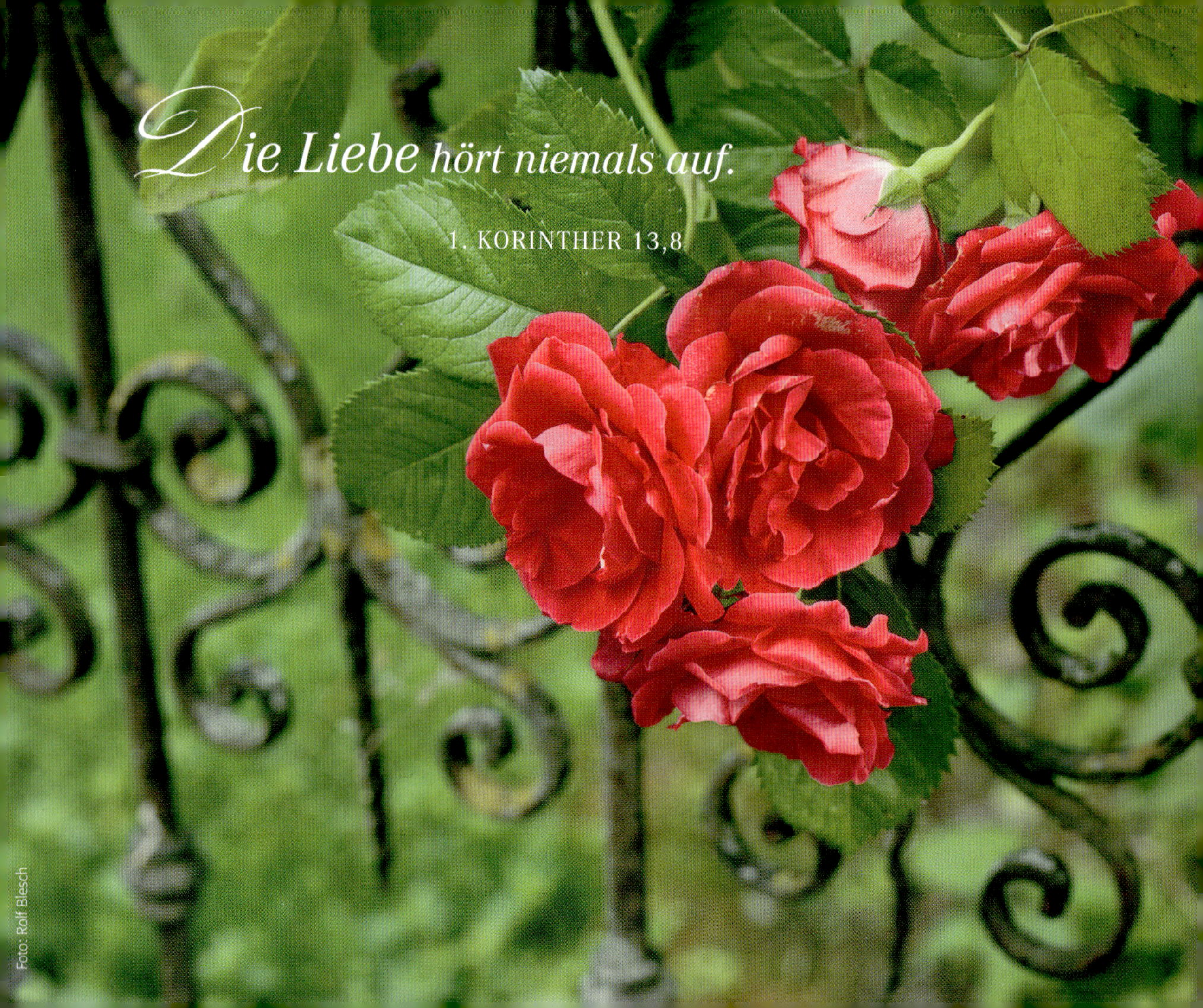
Die Liebe hört niemals auf.
1. KORINTHER 13,8
Foto: Rolf Blesch

Das kostbarste Vermächtnis eines Menschen
ist die Spur, die seine Liebe in unseren Herzen
zurückgelassen hat.

IRMGARD ERATH

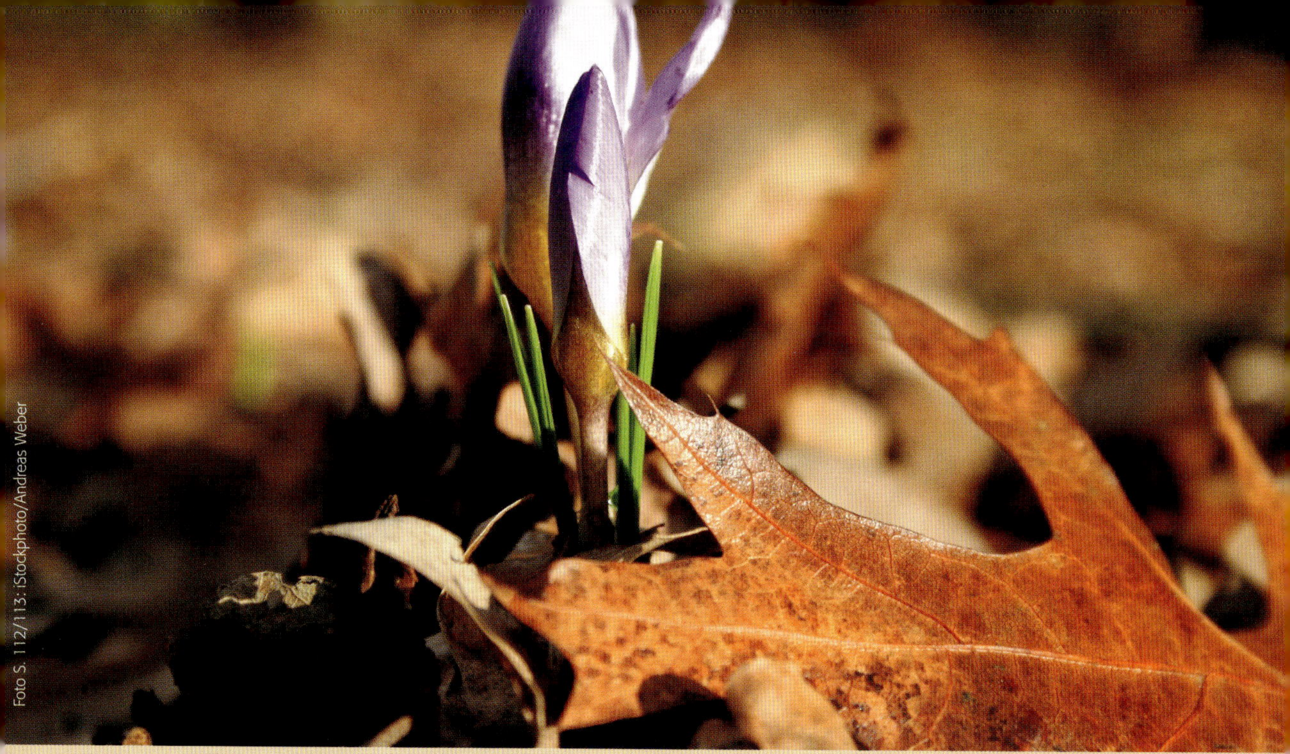

Foto S. 112/113: iStockphoto/Andreas Weber

Im Garten der Zeit wächst die ***Blume des Trostes.***

AUS RUMÄNIEN

Gewiss sind wir den Blumen deshalb so zugetan,
weil jede Knospe ein Symbol der *Hoffnung* ist.

GÜNTER GOEPFERT

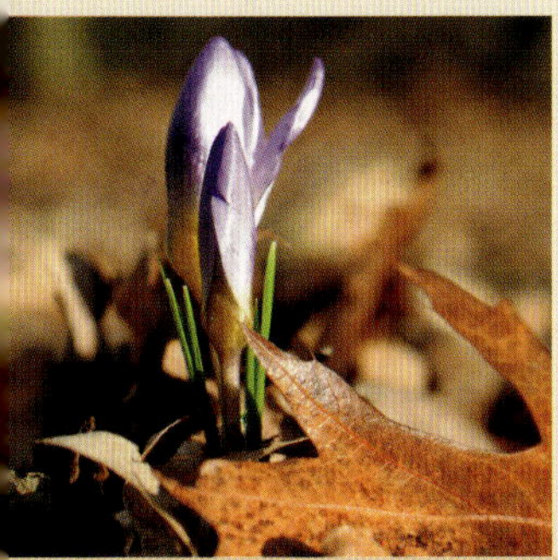

Die Erinnerung an einen geliebten Menschen
ist wie der hellste Stern am Himmel: *Er ist da,*
ehe die Nacht anbricht, und noch am Morgen
steht er leuchtend am Horizont.

IRMGARD ERATH

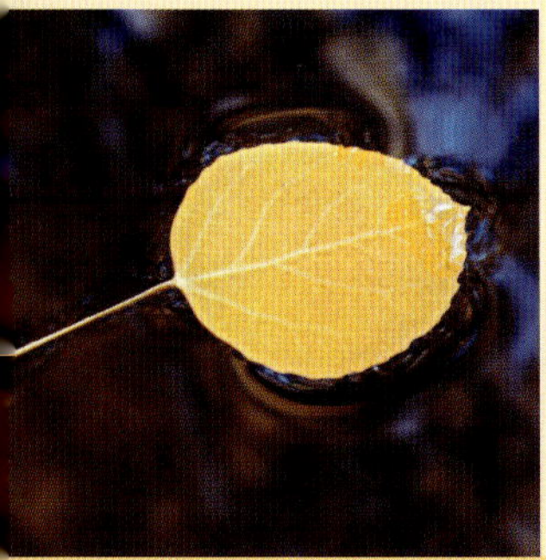

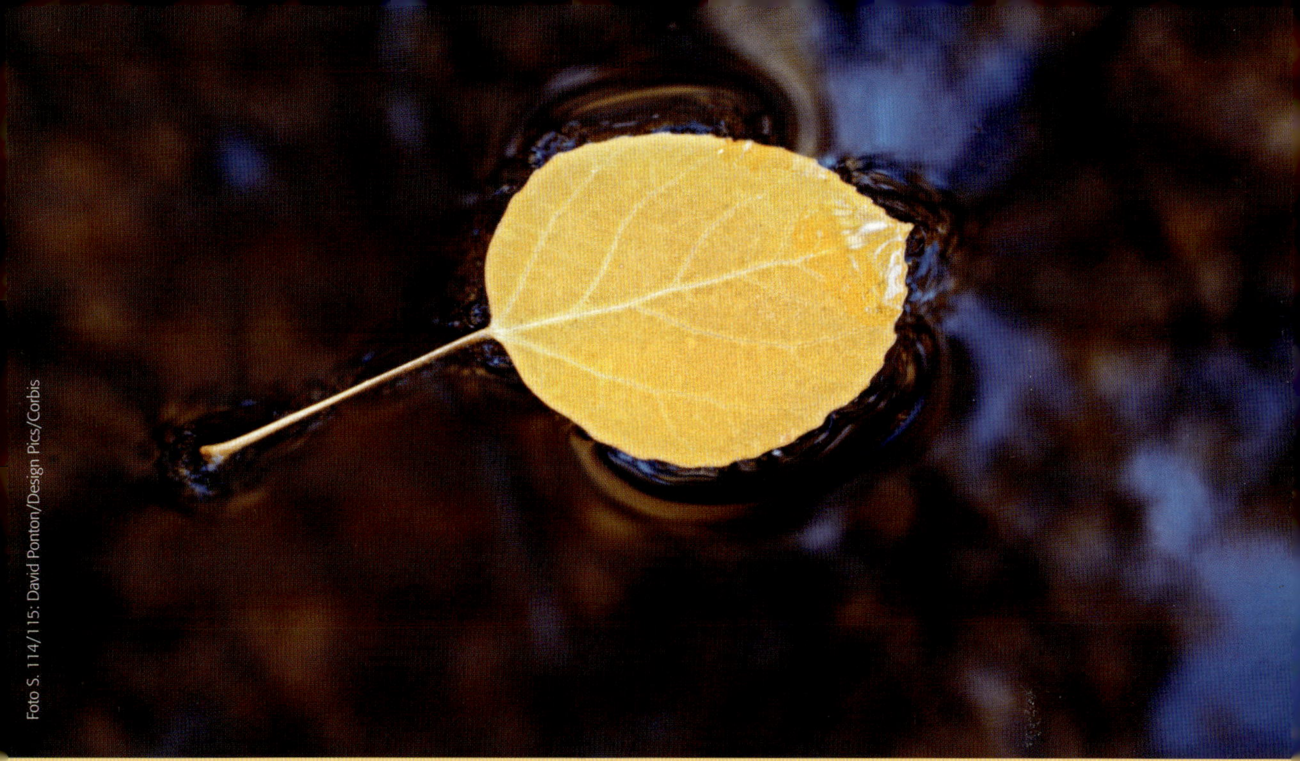

Foto S. 114/115: David Ponton/Design Pics/Corbis

Man lebt zweimal: das erste Mal in der Wirklichkeit,
das zweite Mal in der Erinnerung.

HONORÉ DE BALZAC

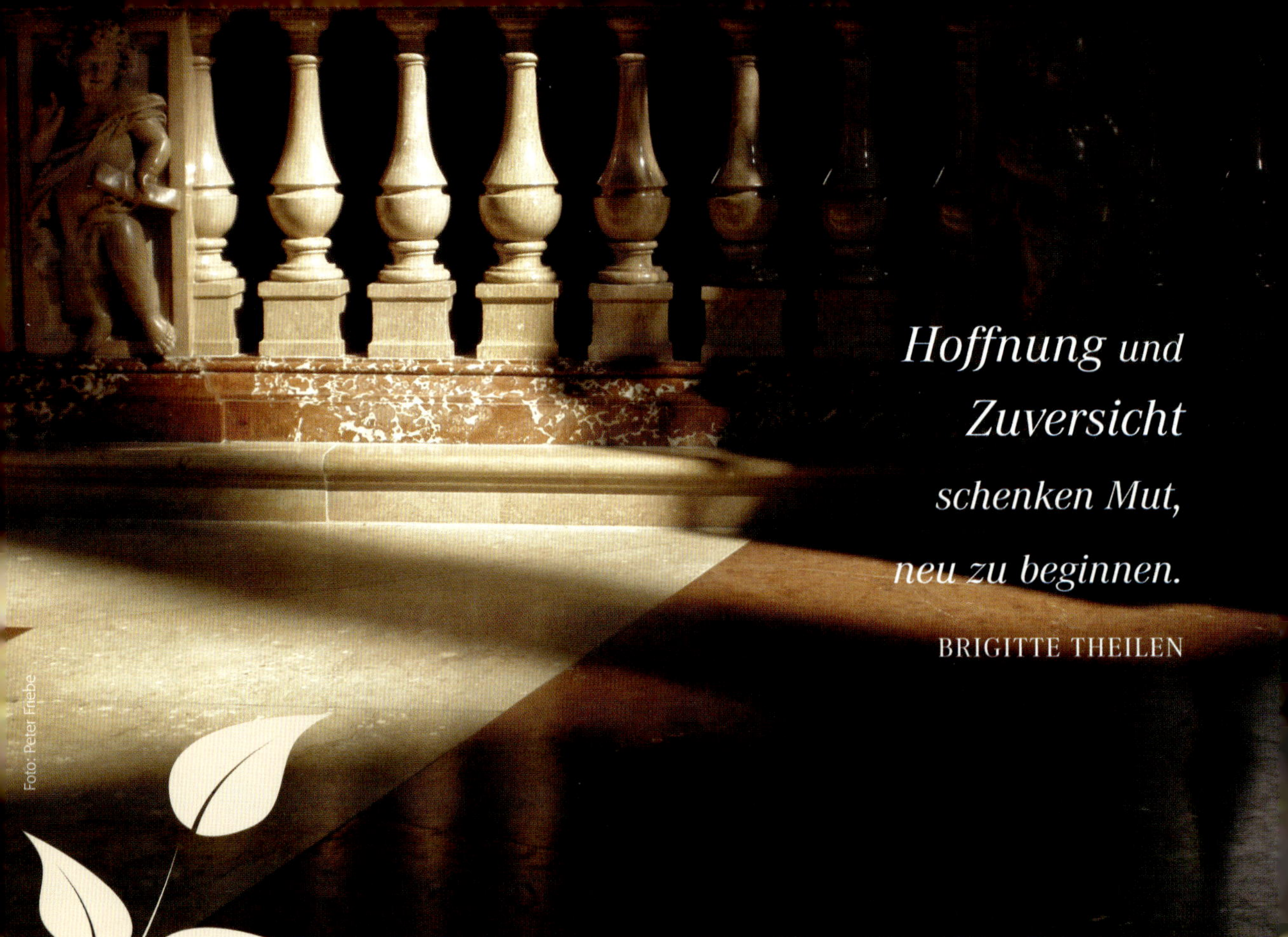

Hoffnung und
Zuversicht
schenken Mut,
neu zu beginnen.

BRIGITTE THEILEN

Foto: Peter Friebe

Ein Engel sei neben dir,

um dich an der Hand zu nehmen

und dich zu schützen.

IRISCHER SEGENSWUNSCH

Die Erinnerung
reinen Glücks bleibt so schön
wie die Gegenwart.

JOSEPH VIKTOR VON SCHEFFEL

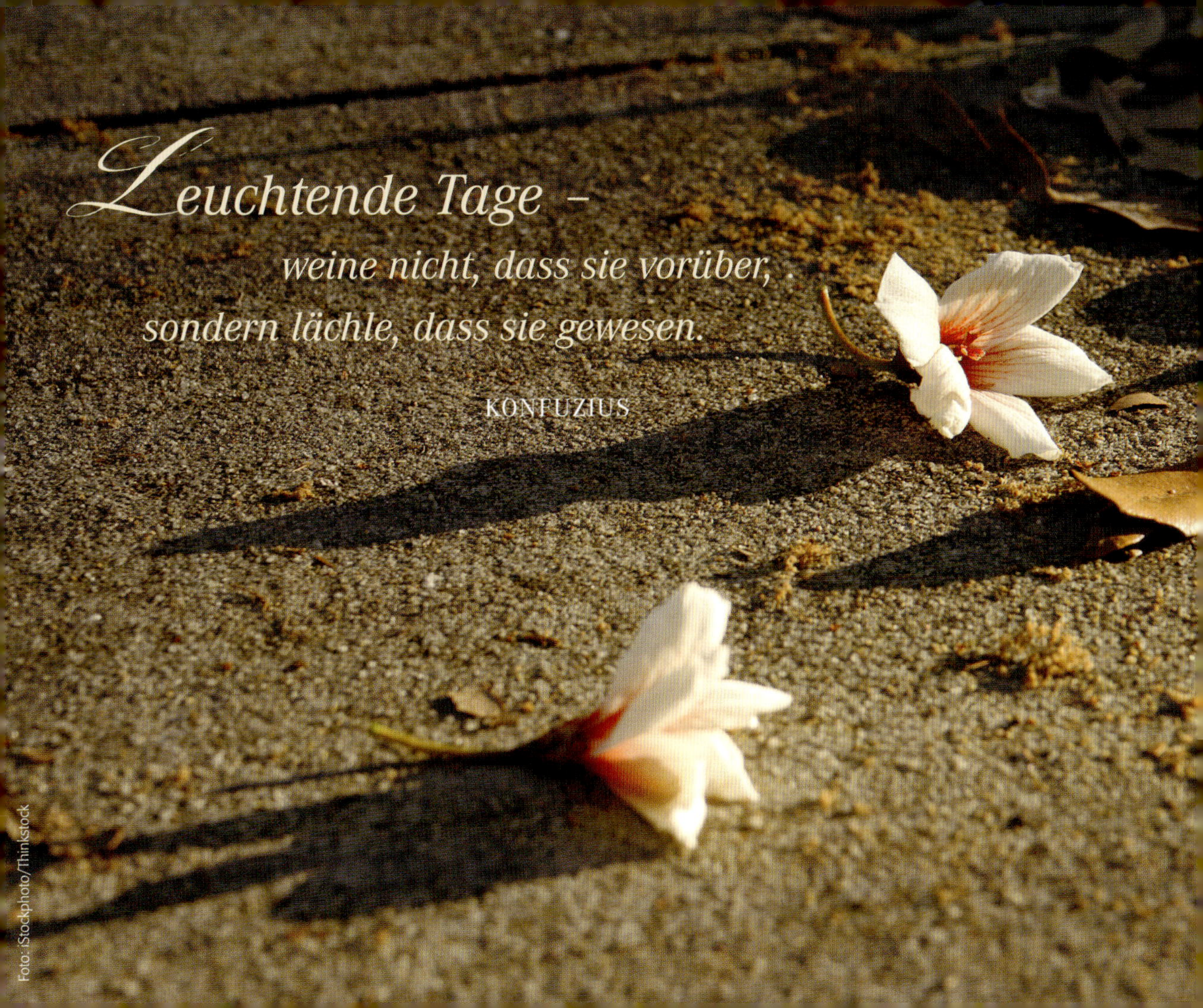

Leuchtende Tage –
weine nicht, dass sie vorüber,
sondern lächle, dass sie gewesen.

KONFUZIUS

Foto: iStockphoto/Thinkstock

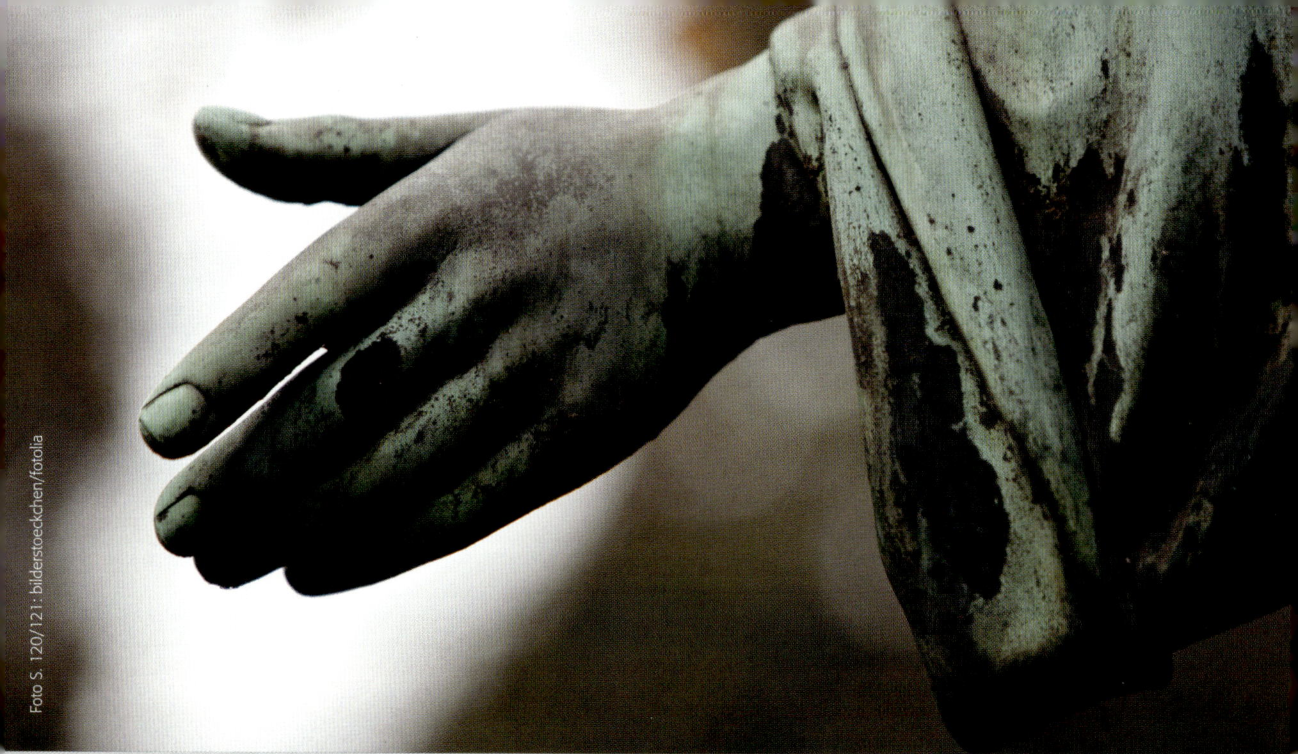

Foto S. 120/121: bilderstoeckchen/fotolia

Das Vertrauen gleicht einer ausgestreckten Hand,
die deinem Nächsten bedeutet,
dass er nicht allein ist auf Erden.

KATHARINA VON SIENA

Ein Mensch geht von uns.
Aber er lässt uns seine Liebe, seine Heiterkeit,
seinen Ernst, seine Weisheit,
er lässt uns seinen Geist zurück;
mit diesem lebt er unter den Seinigen weiter,
helfend und tröstend.

AUGUST LÄMMLE

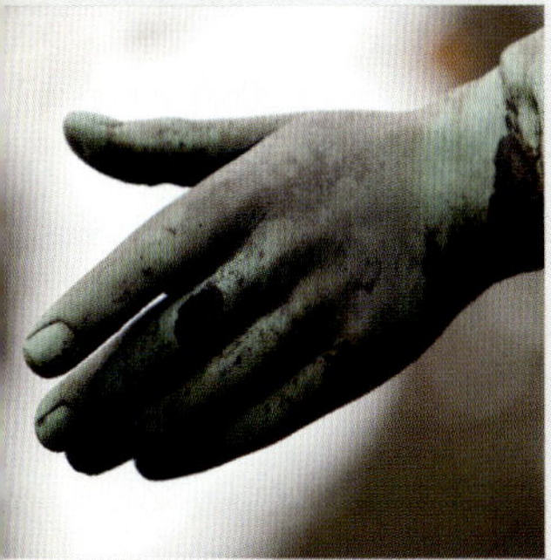

Um nicht einsam zu sein,

braucht es vielleicht nur einen Schritt:

den ersten Schritt *auf den anderen zu.*

IRMGARD ERATH

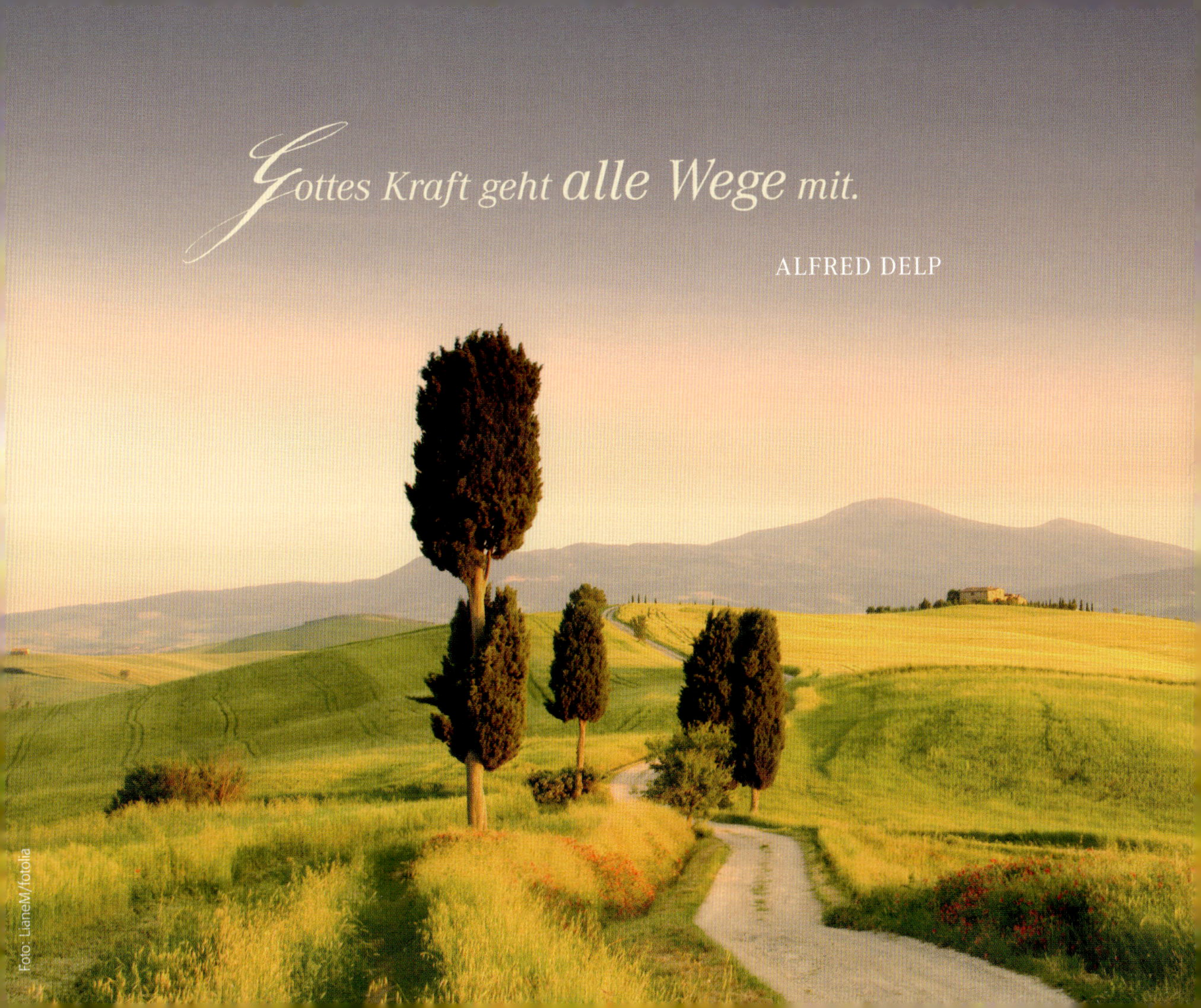
Gottes Kraft geht alle Wege mit.
ALFRED DELP
Foto: LianeM/fotolia

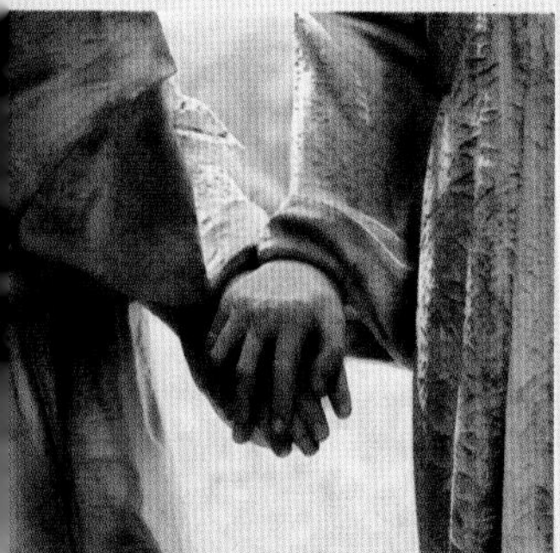

Ich kann dir nicht helfen,

aber ich bin da,

mit dir durchzustehen.

H. M. NICOLAI

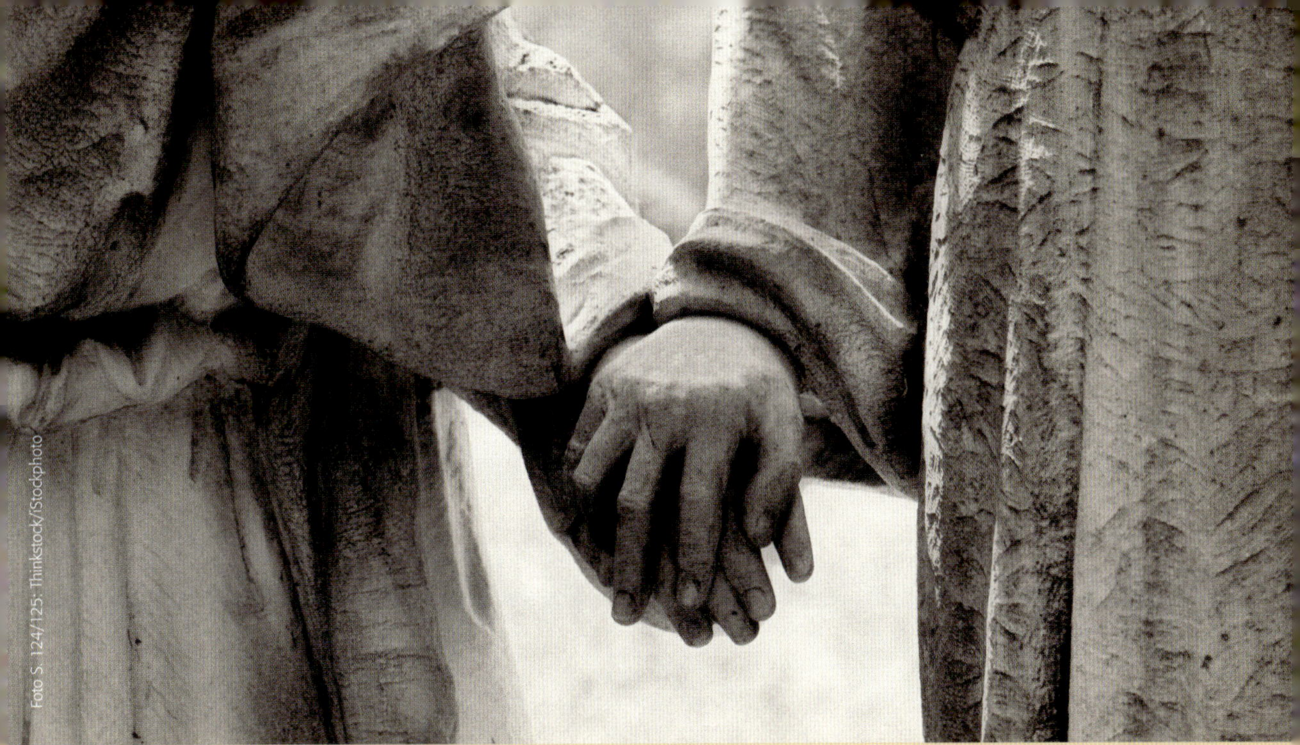
Foto S. 124/125: Thinkstock/iStockphoto

Gemeinsam getragenes Leid
kann zu einer Brücke werden,
die alles Trennende überwindet.

IRMGARD ERATH

Immer sind wir zwei gegangen,

stets den gleichen Schritt,

was vom Schicksal du empfangen, ich empfing es mit.

Ach, es war ein schönes Wandern, auch wenn uns

der Sturm umtost, einer war die Kraft des andern,

einer war des andern Trost.

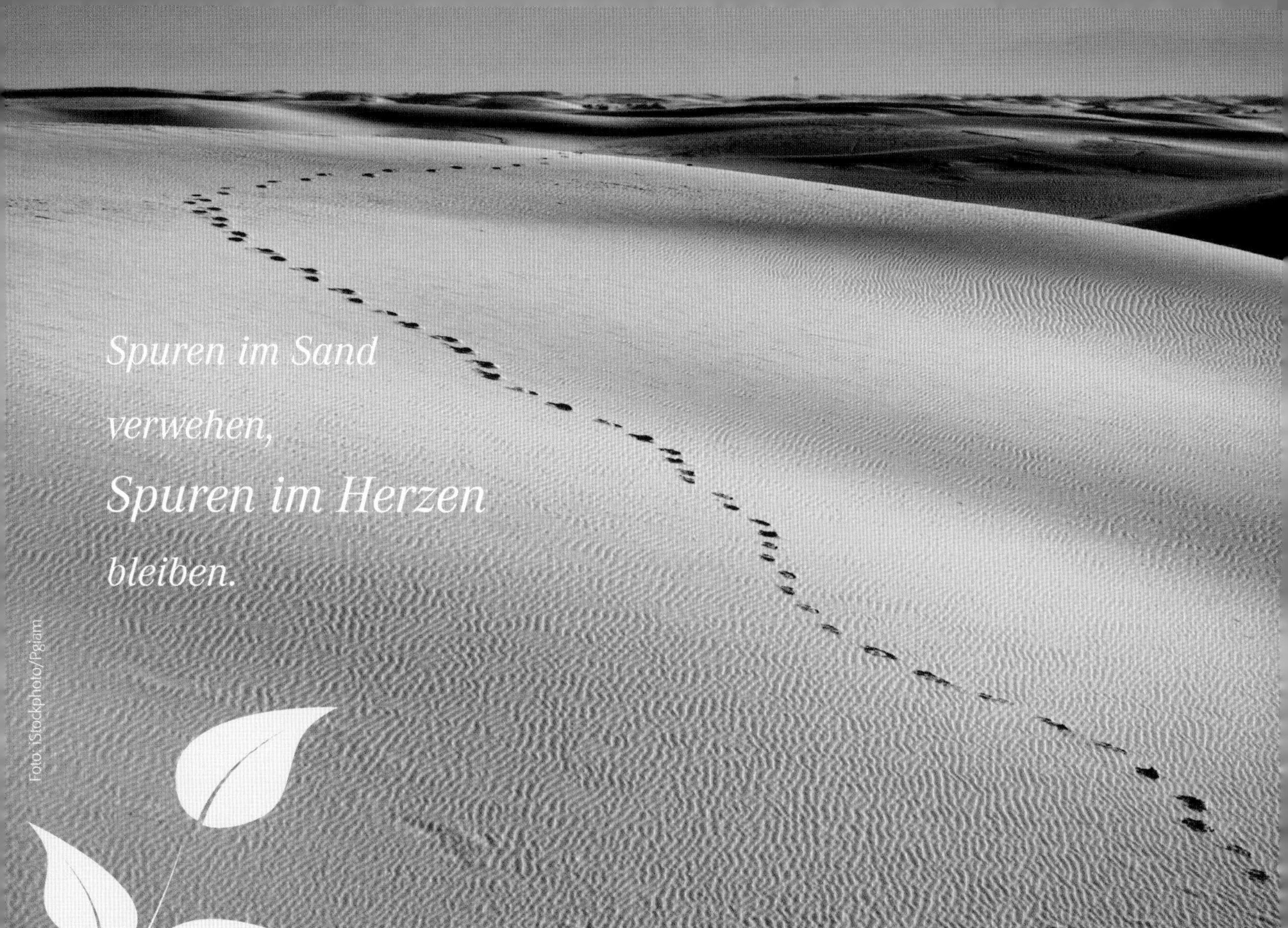

Foto: iStockphoto/Pgiam

In den Situationen der Trauer,
der Krankheit und des Abschieds aus dem Leben
brauchen wir mehr als sonst Nähe,
die Nähe Gottes *und*
die Nähe von Menschen.

MANFRED JAHNEL

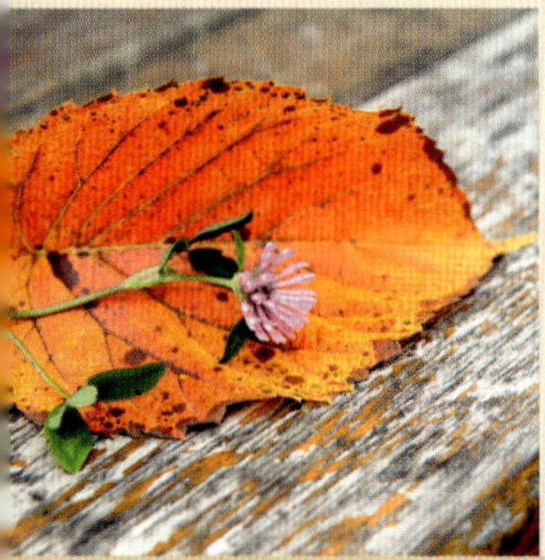

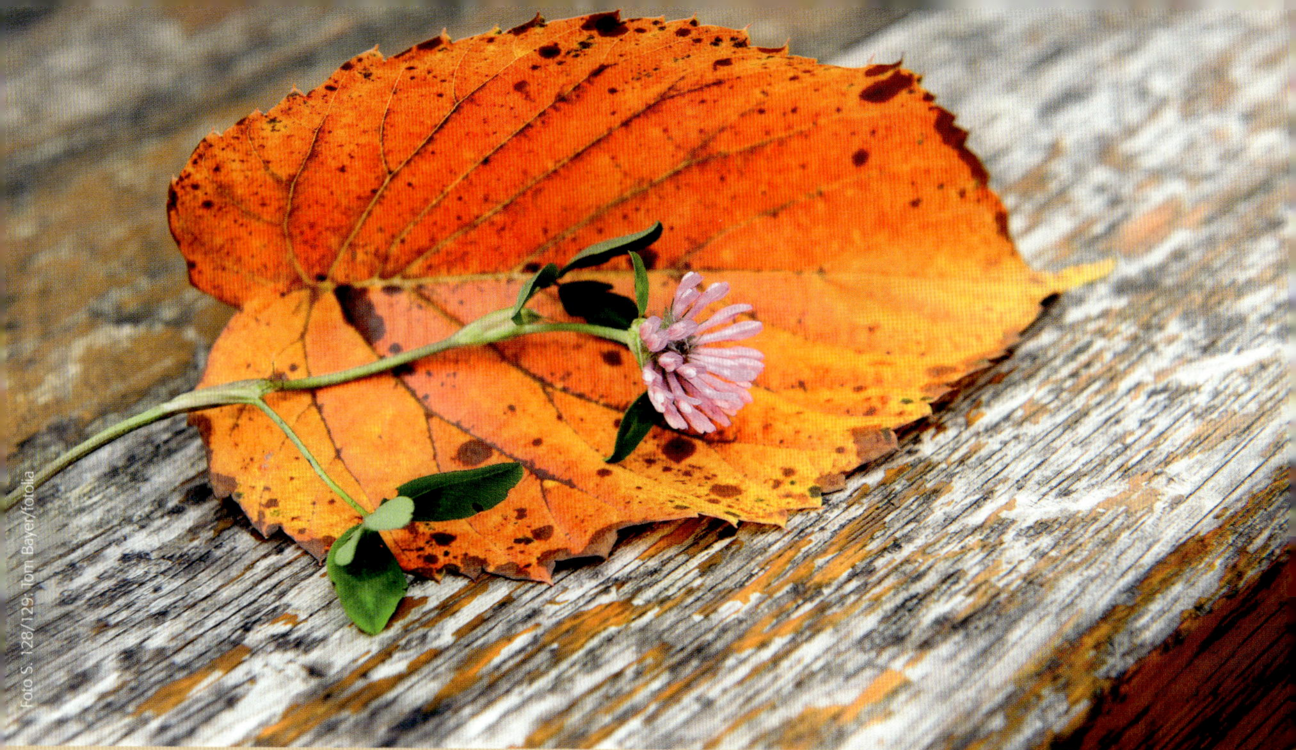

Foto S. 128/129: Tom Bayer/fotolia

Kein Mensch kann den anderen von seinem Leid befreien, aber man kann ihm ***Mut machen****, das Leid zu tragen.*

SELMA LAGERLÖF

Trösten ist eine Kunst des Herzens.
Sie besteht oft nur darin, liebevoll zu schweigen
und schweigend mitzuleiden.

OTTO VON LEIXNER

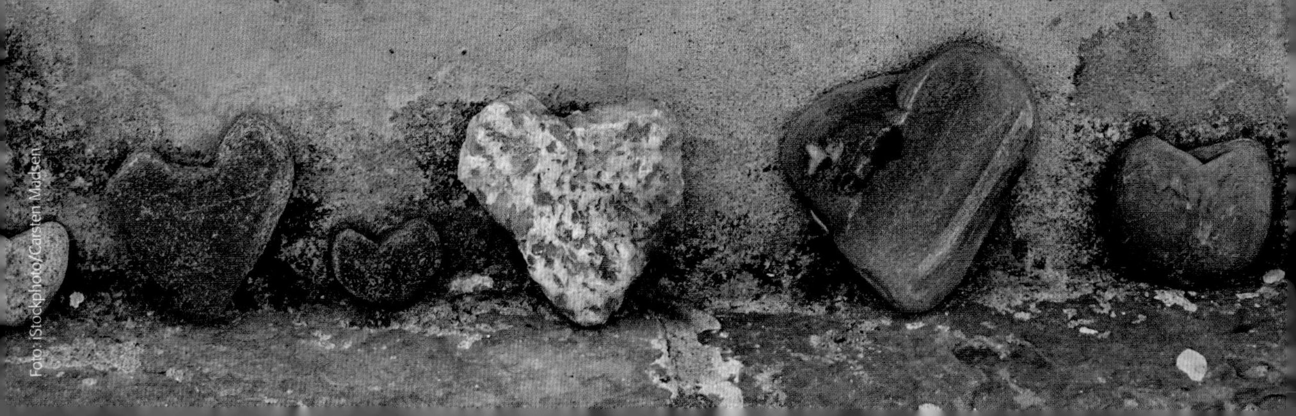

Foto: iStockphoto/Carsten Madsen

Wir können nicht das Leid
aus der Welt schaffen.
Aber was wir tun können, ist dies:
einander die Tränen trocknen.

RUTH RAU

Wieviel kann uns ein Mensch
doch geben, der im Leid **still und treu**
an unserer Seite ist.

IRMGARD ERATH

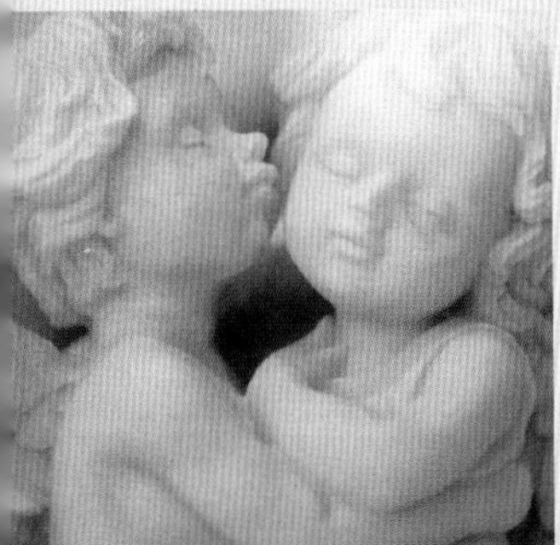

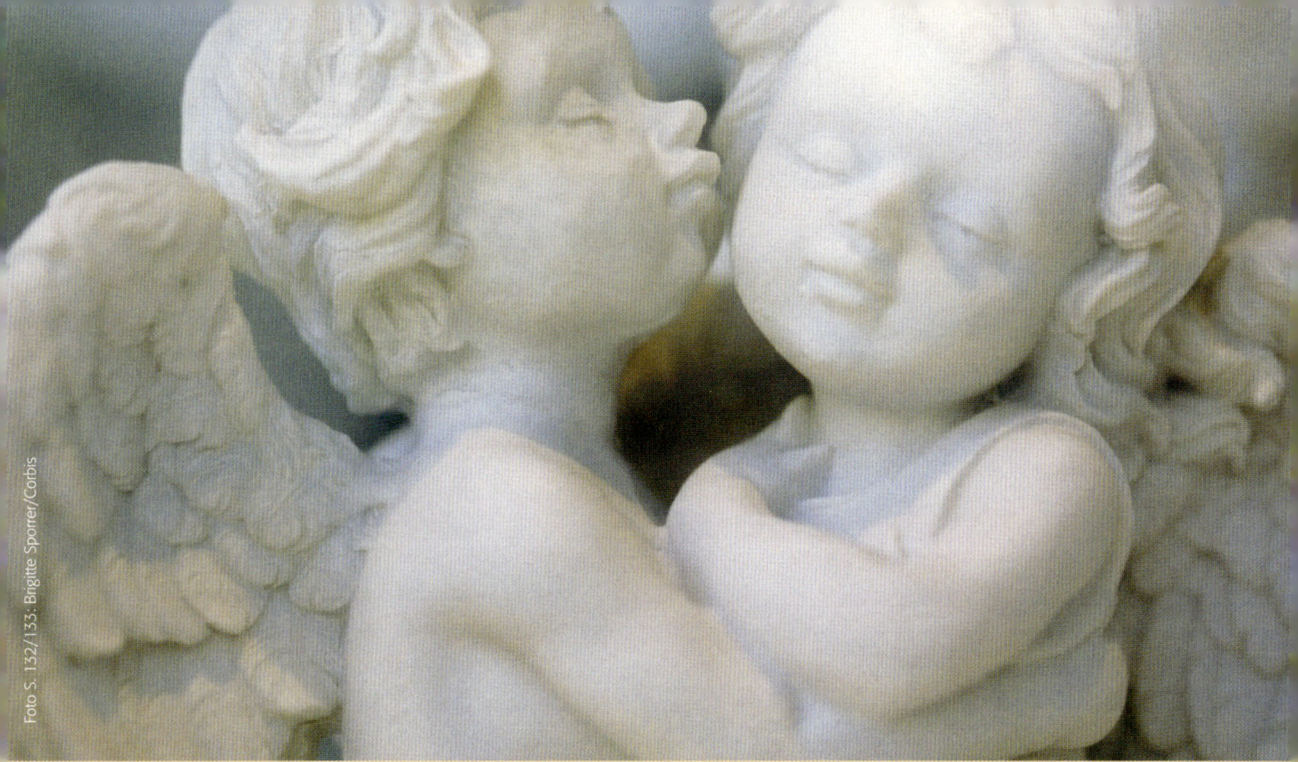

Foto S. 132/133: Brigitte Sporrer/Corbis

Freunde sind Engel, die uns auf die Beine helfen, wenn unsere Flügel vergessen haben, wie man fliegt.

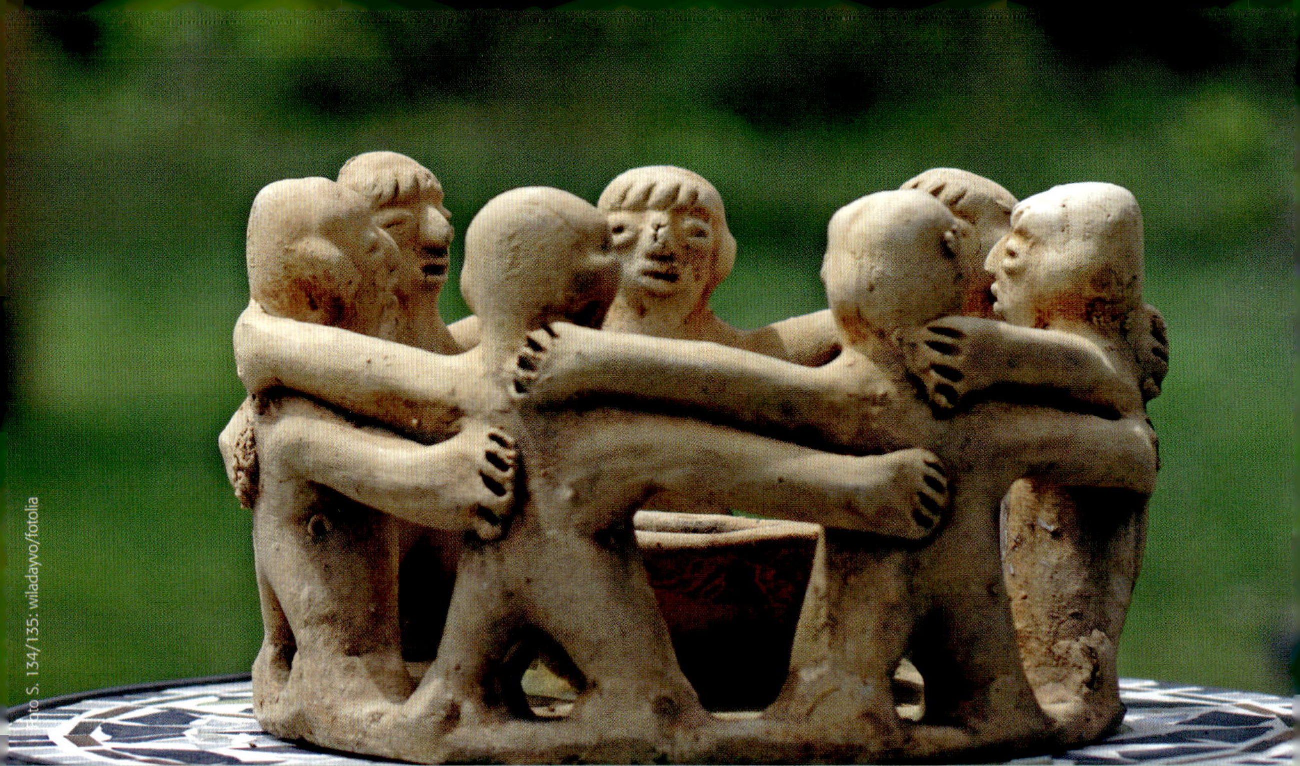

Foto S. 134/135: wiladayvo/fotolia

Jedes Geschöpf ist mit einem anderen verbunden,
und jedes Wesen wird durch ein anderes gehalten.

HILDEGARD VON BINGEN

Die Liebe kann uns

die Trauer nicht nehmen,

aber sie umfängt und trägt sie.

IRMGARD ERATH

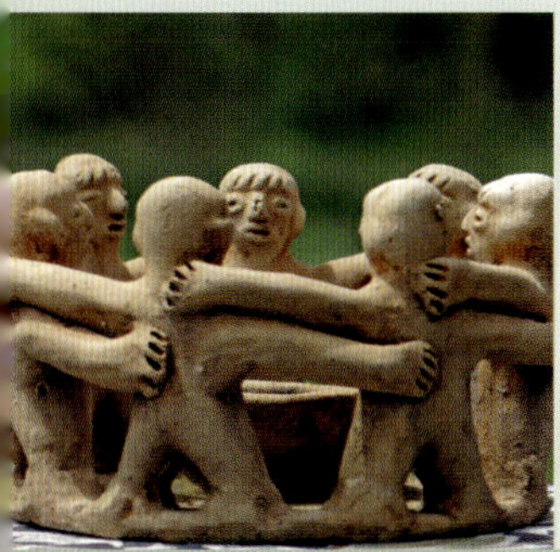

Sprich nicht voller Kummer

von meinem Weggehen, sondern schließe deine Augen,

und du wirst mich unter euch sehen,

jetzt und immer.

KHALIL GIBRAN

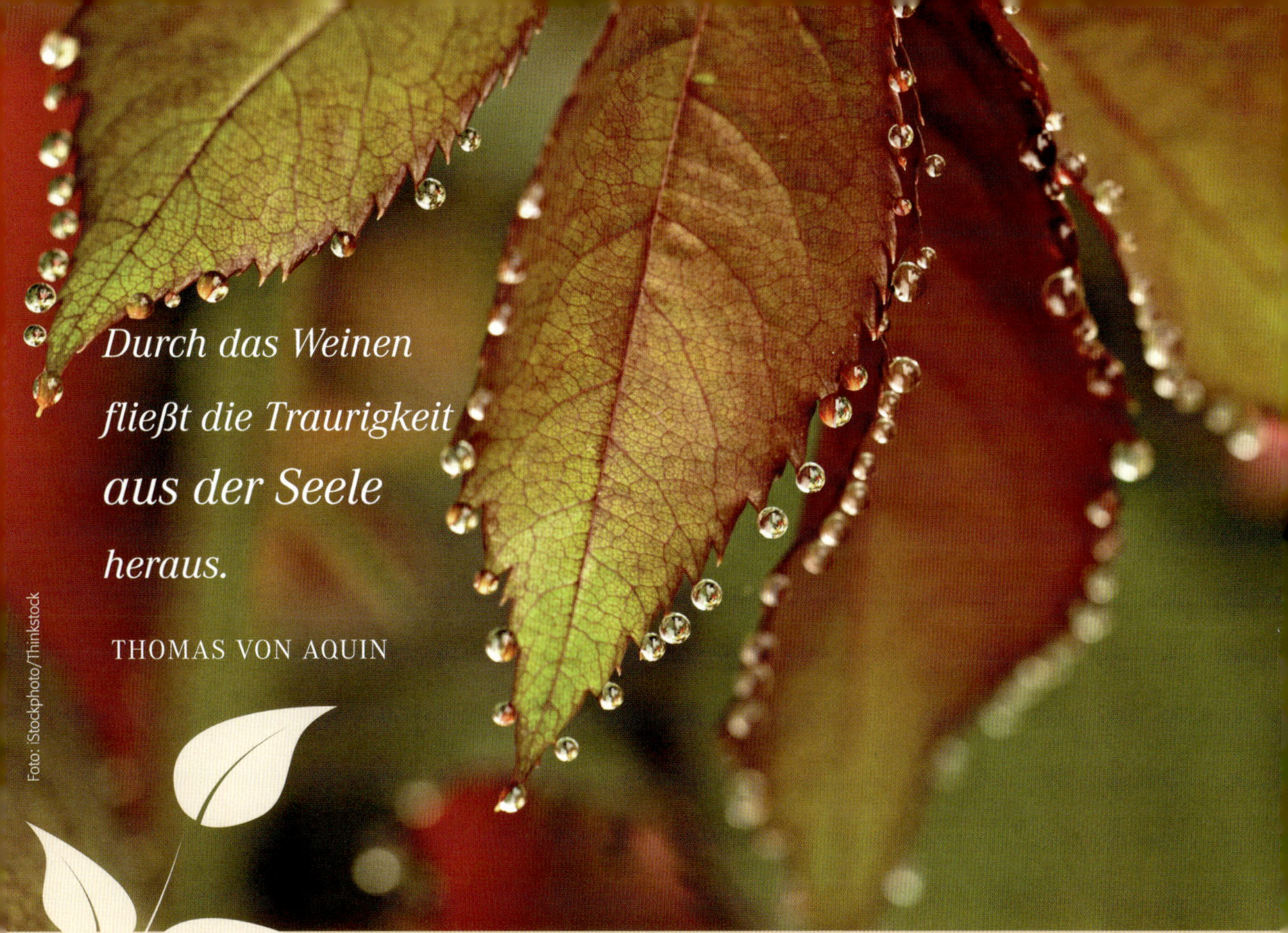

Durch das Weinen
fließt die Traurigkeit
aus der Seele
heraus.

THOMAS VON AQUIN

Foto: iStockphoto/Thinkstock

In dem ew'gen Kommen, Schwinden,
Wie der Schmerz liegt auch das Glück,
Und auch **heitre Bilder** *finden*
Ihren Weg zu dir zurück.

THEODOR FONTANE

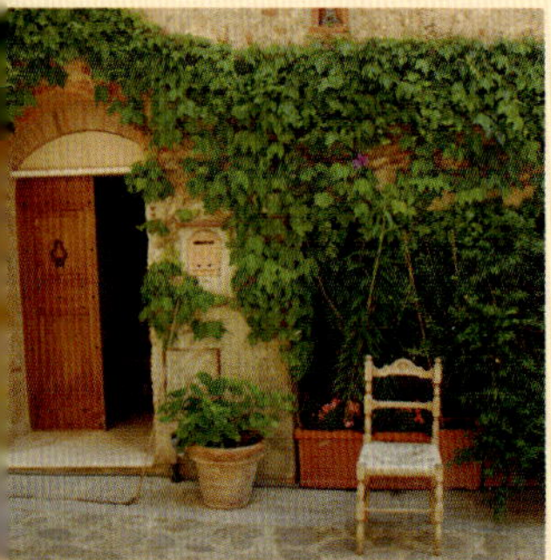

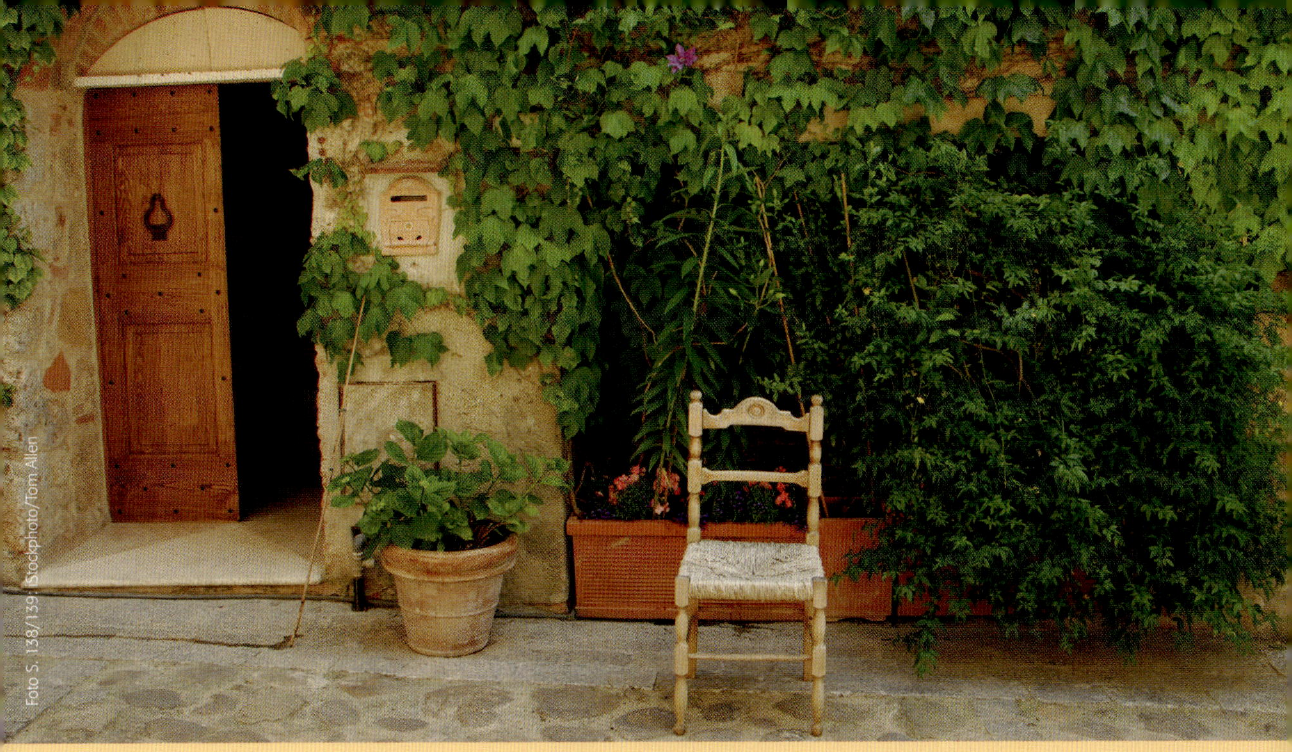

Nimm dir Zeit zu trauern.
Aber weise auch **der Freude** *nicht die Tür,*
wenn sie sachte anklopft.

JOHANNE BERNBACHER

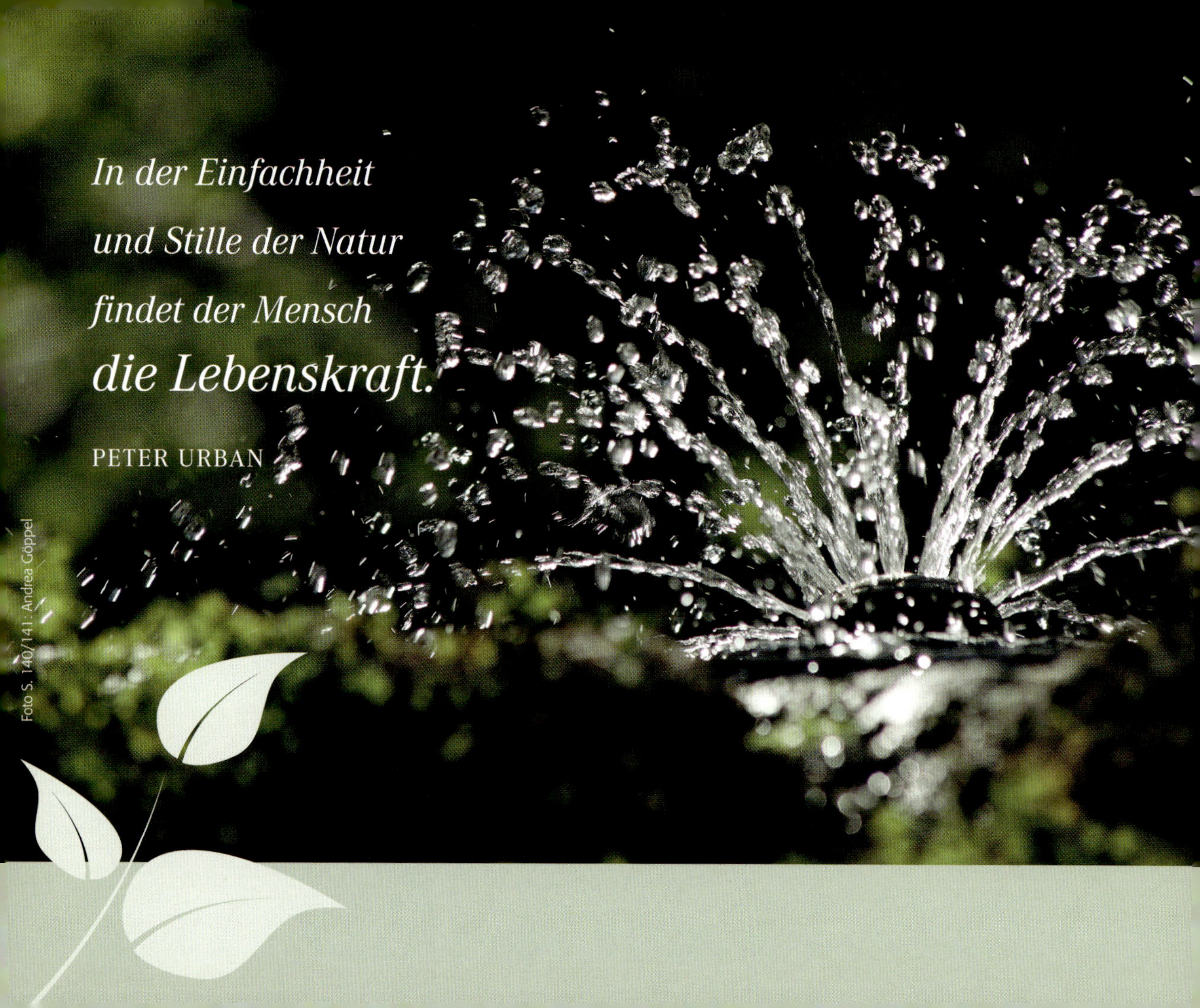
In der Einfachheit
und Stille der Natur
findet der Mensch
die Lebenskraft.
PETER URBAN

Foto S. 140/141: Andrea Göppel

Des Menschen Seele gleicht dem Wasser:
Vom Himmel kommt es, zum Himmel steigt es,
und immer wieder nieder zur Erde muss es,
ewig wechselnd.

JOHANN WOLFGANG VON GOETHE

Luft und Licht heilen und Ruhe heilt,

aber den besten Balsam spendet doch

ein gütiges Herz.

THEODOR FONTANE

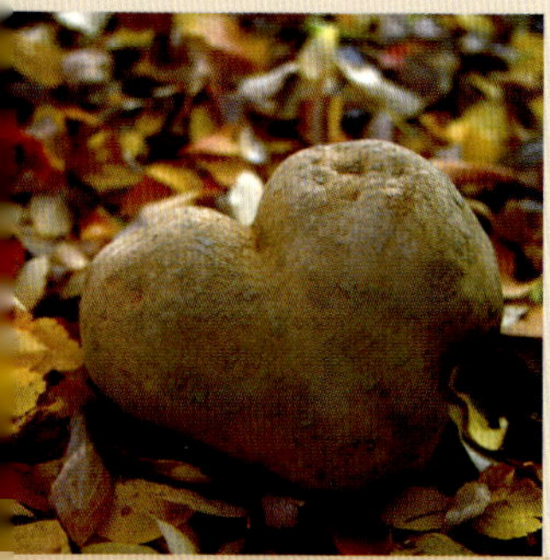

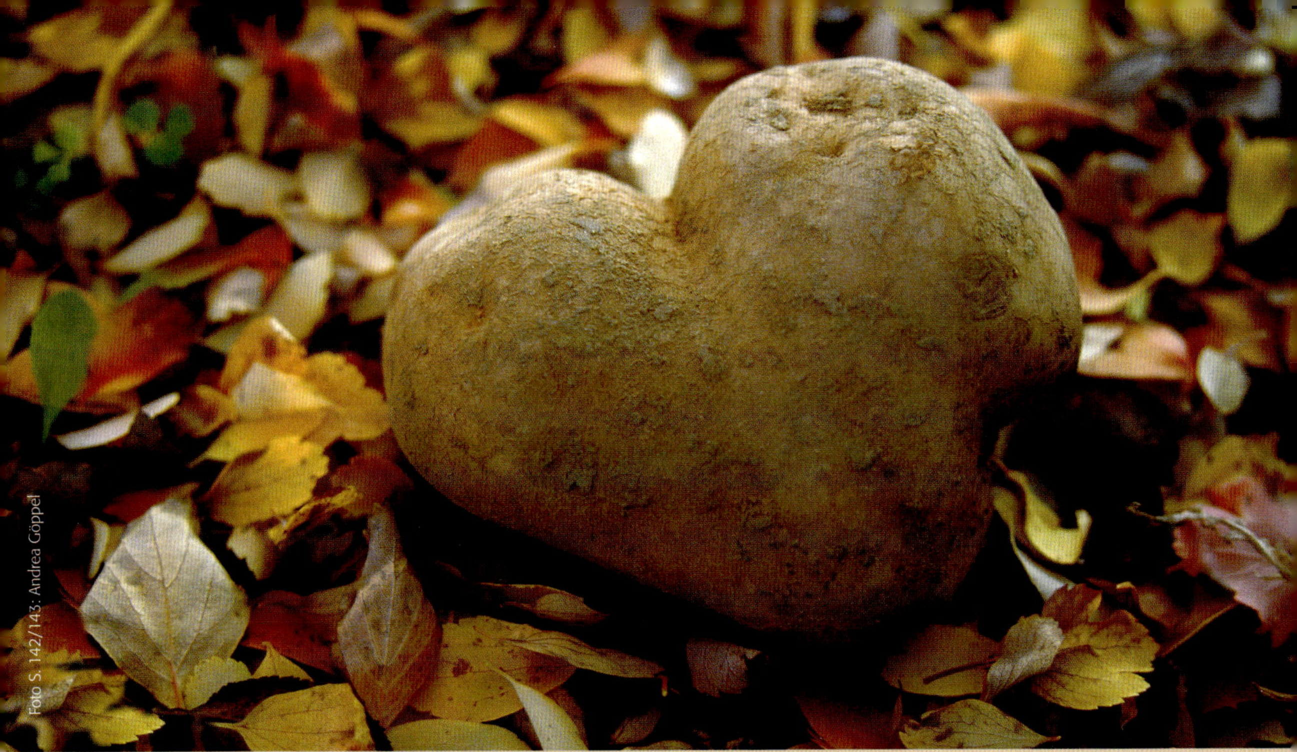

Foto S. 142/143: Andrea Göppel

Vernunft vermag uns nicht zu trösten, wohl aber die von Herzen *kommenden Worte eines Freundes.*

BENEDIKT AMBACHER

In der Stille öffnet sich der Blick

für eine neue Sicht.

FRIEDERIKE WEICHSELBAUMER

Stille und Ruhe
bringen die ganze Welt ins rechte Maß zurück.

LAOTSE

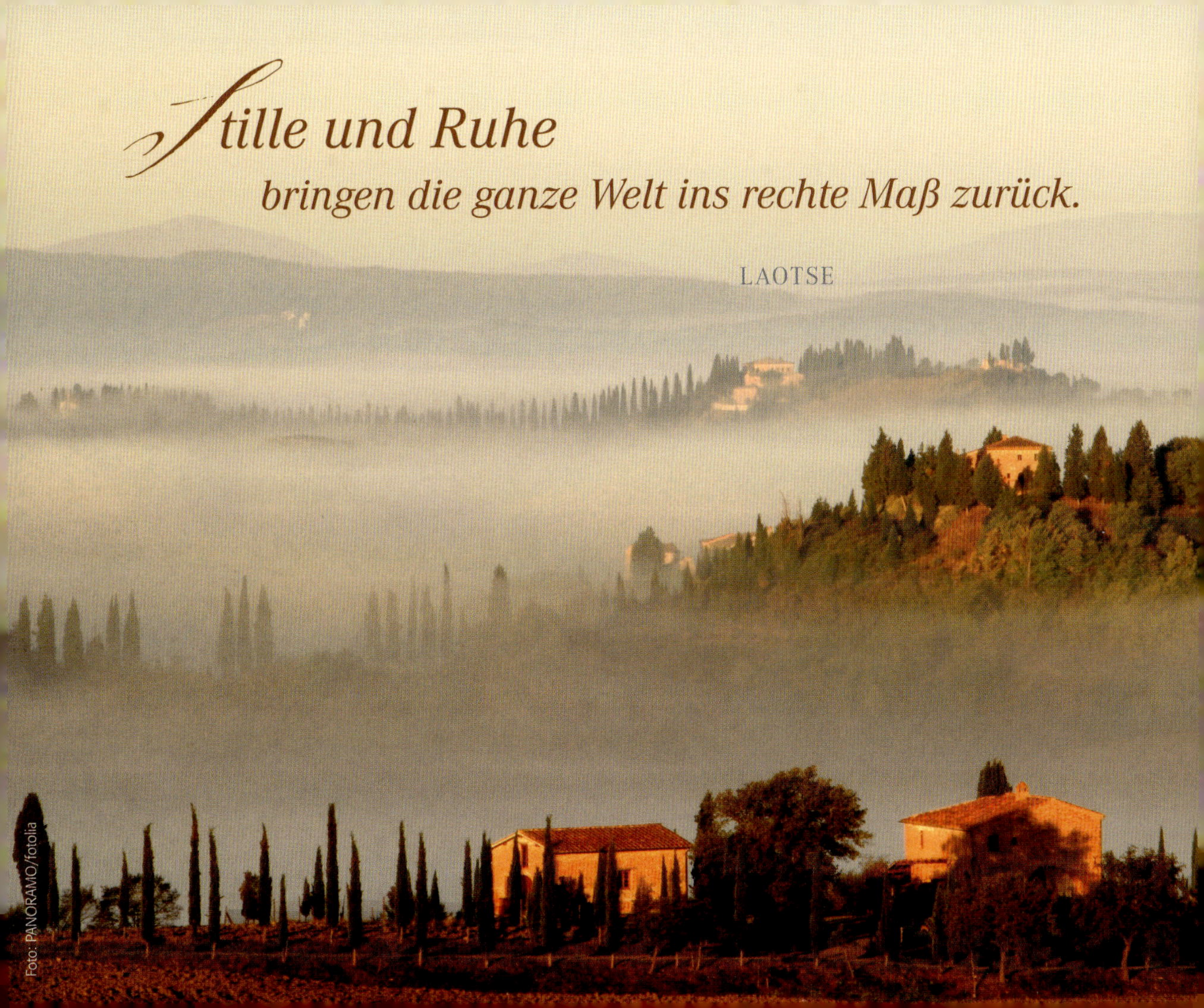

Foto: PANORAMO/fotolia

Zu jeder Zeit kann
man Hoffnung schöpfen
aus der Schönheit
der Natur.

JUDY PARKER

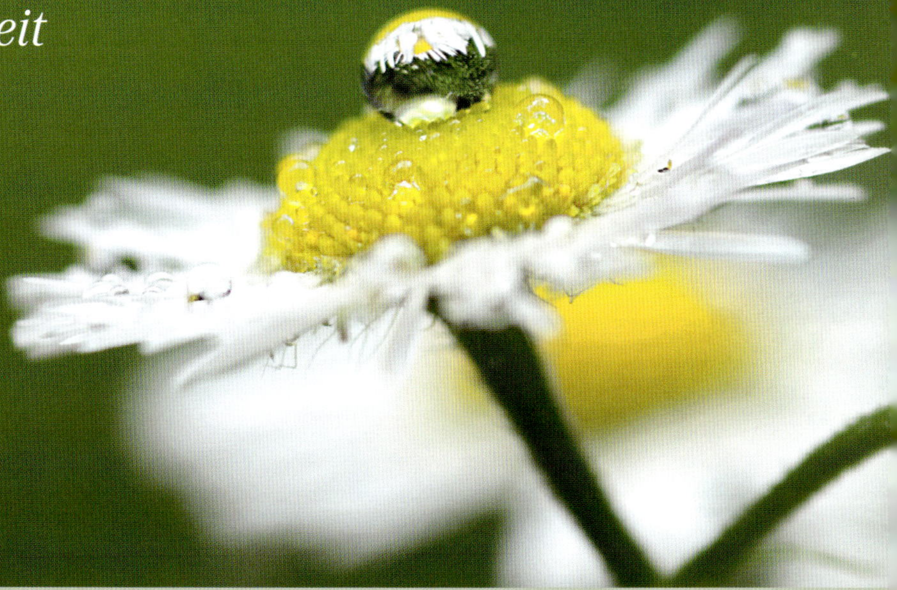

Foto: iStockphoto/Stewart Behra

Die Blume geht zugrunde,
aber der Same bleibt zurück und liegt vor uns,
geheimnisvoll, wie die Ewigkeit des Lebens.

KHALIL GIBRAN

Es gibt viel Trauriges in der Welt
und viel Schönes. Manchmal scheint das Traurige
mehr Gewalt zu haben, als man ertragen kann,
dann stärkt sich indessen leise das Schöne
und berührt wieder unsere Seele.

HUGO VON HOFMANNSTHAL

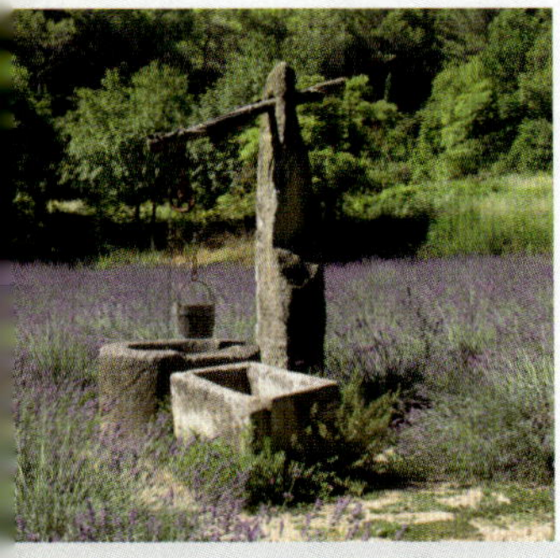

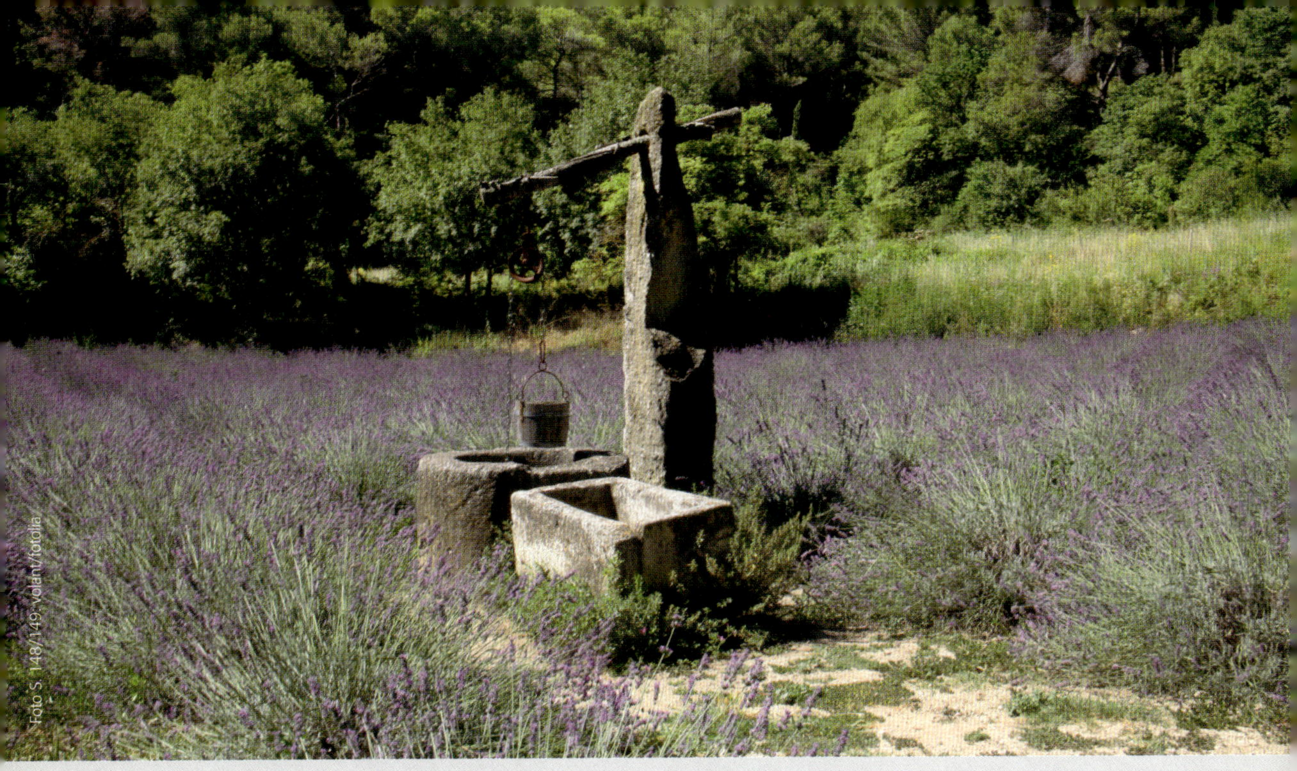

Glückliche Erinnerungen haben die wundersame Macht,
den ***Quell der Hoffnung*** *und Zuversicht*
nie versiegen zu lassen.

GÜNTER GOEPFERT

Alles Irdische ist vergänglich,

doch da ist die Gewissheit, dass die Erinnerung

unsterblich ist.

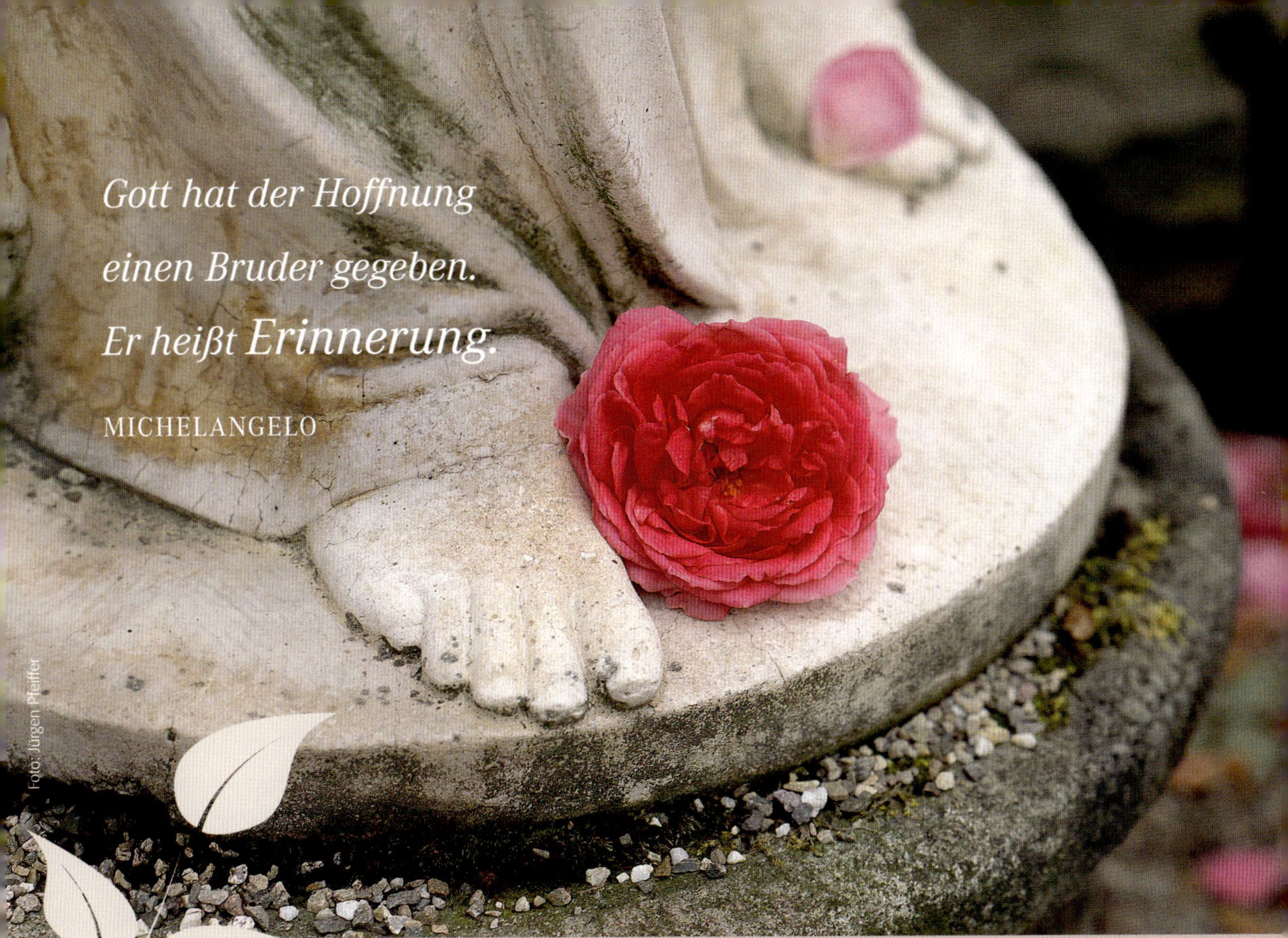
*Gott hat der Hoffnung
einen Bruder gegeben.
Er heißt* Erinnerung.
MICHELANGELO
Foto: Jürgen Pfeiffer

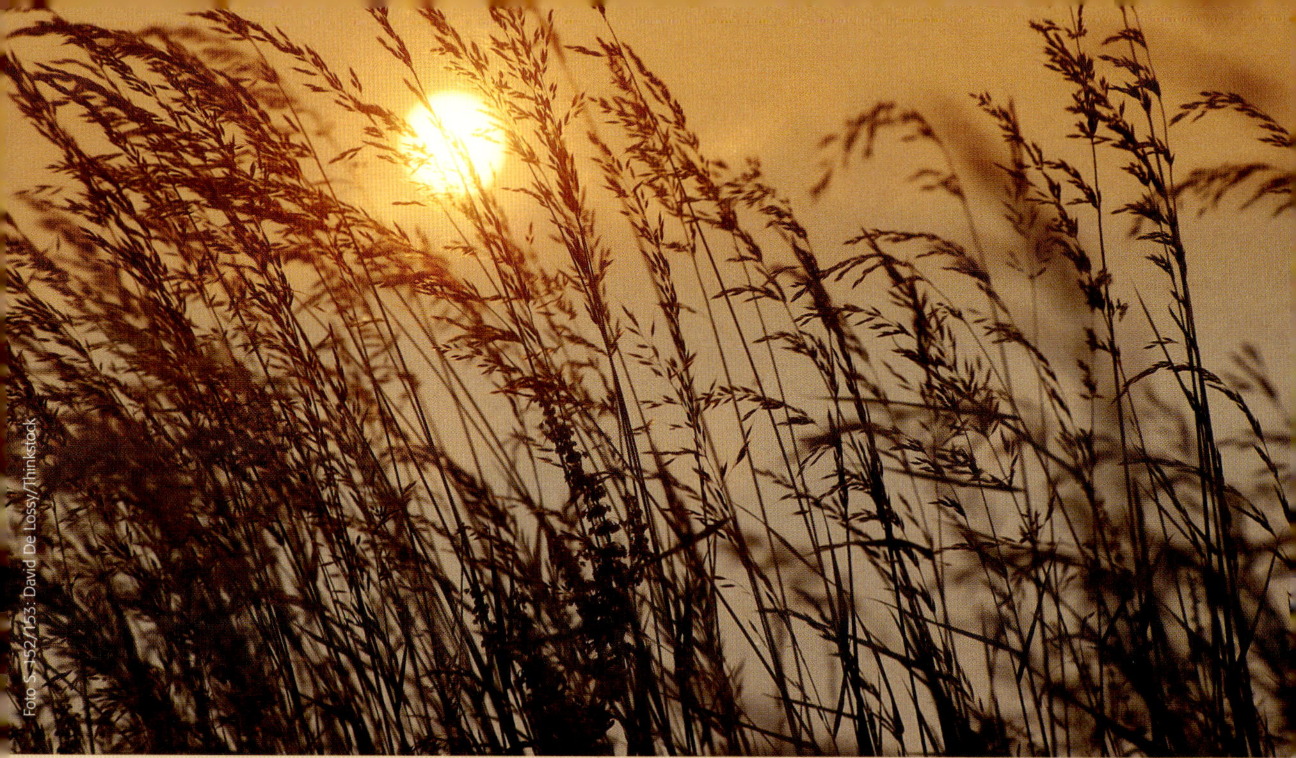

Foto S. 152/153: David De Lossy/Thinkstock

Nur durch die Hoffnung bleibt alles bereit,
immer wieder neu zu beginnen.

CHARLES PÉGUY

Gegen Schmerzen der Seele
gibt es nur zwei Heilmittel:
Hoffnung und Geduld.

PYTHAGORAS

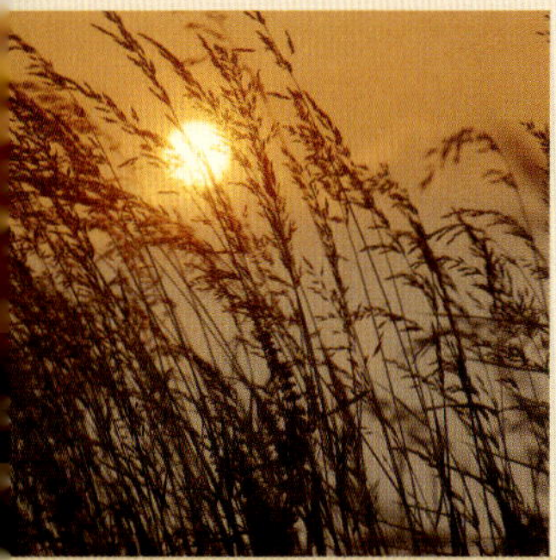

Entreiß dich Seele nun der Zeit.

Entreiß dich deinen Sorgen.

Und mache dich zum Flug bereit

in den ersehnten Morgen.

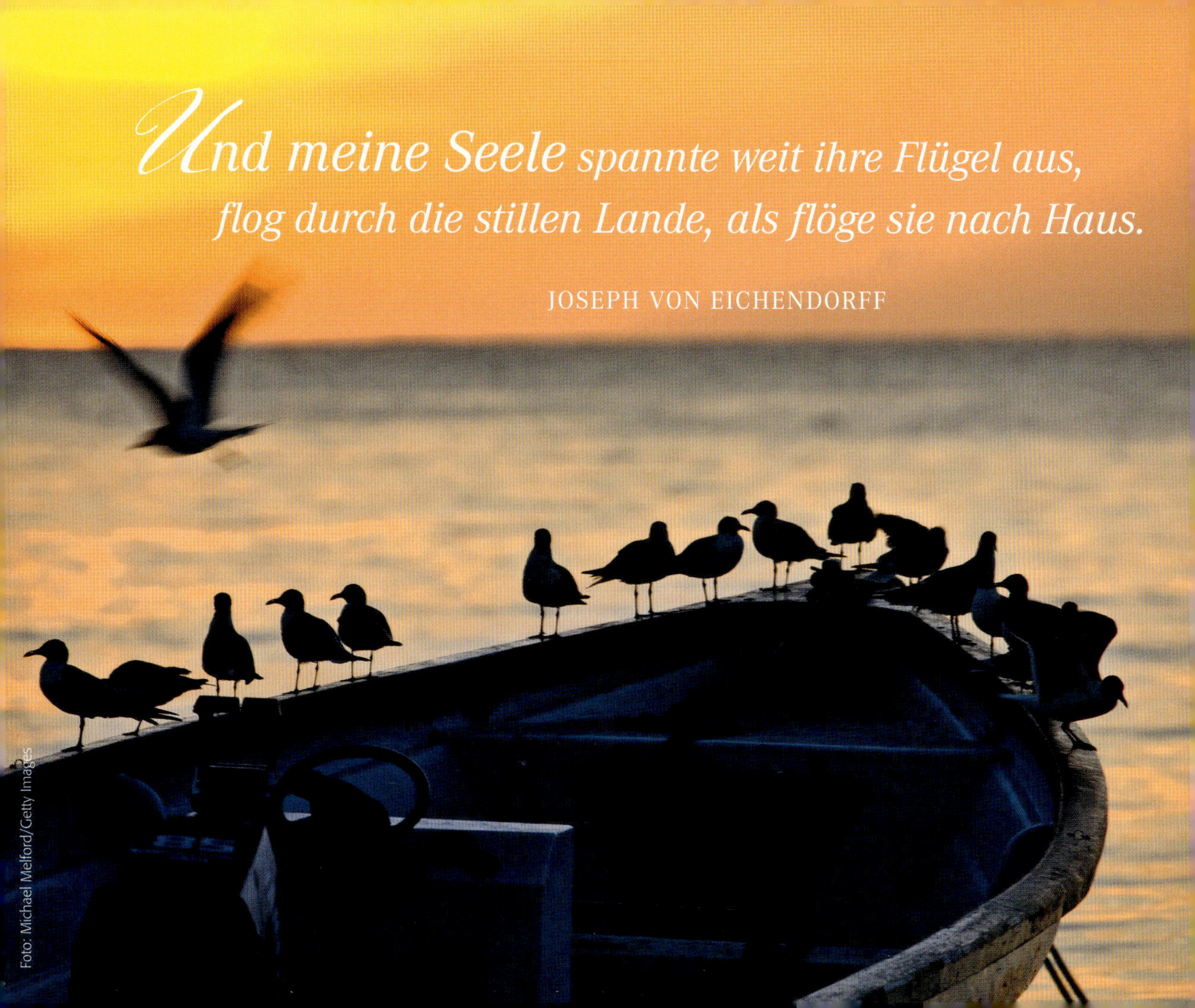
Und meine Seele spannte weit ihre Flügel aus,
flog durch die stillen Lande, als flöge sie nach Haus.
JOSEPH VON EICHENDORFF

Foto: Michael Melford/Getty Images

Ihr, die ihr mich so geliebt habt,
seht nicht auf das Leben, das ich beendet habe,
sondern auf das, welches ich beginne.

AURELIUS AUGUSTINUS

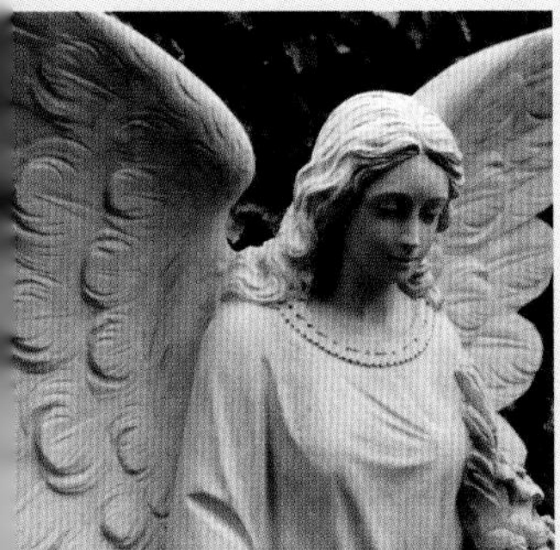

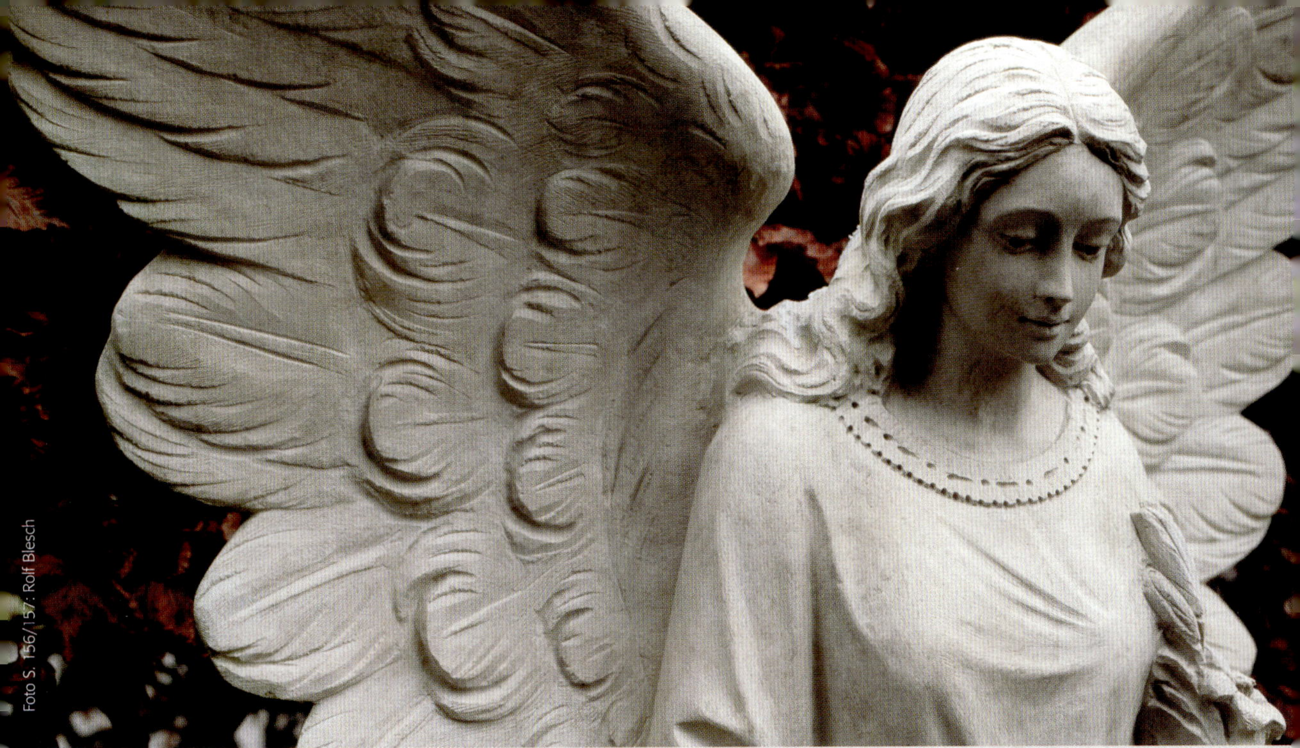

Foto S. 156/157: Rolf Blesch

Der gute Engel ist bei allen, die du liebst.
Er begleitet sie und lässt sie gut wieder heimkommen.

JOHANNE BERNBACHER

Das Schönste,

was ein Mensch hinterlassen kann,

ist ein Lächeln im Gesicht derjenigen,

die an ihn denken.

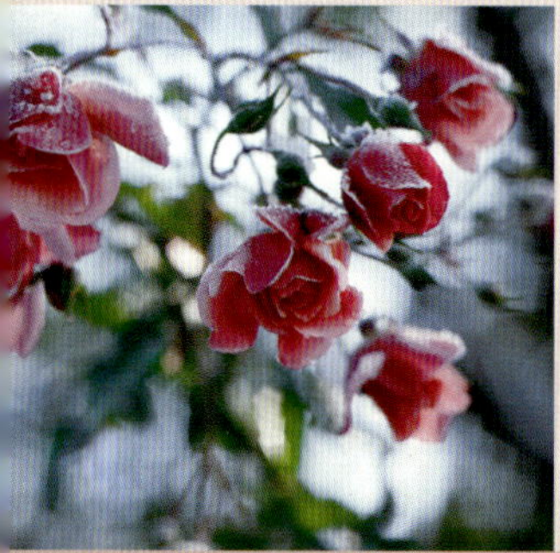

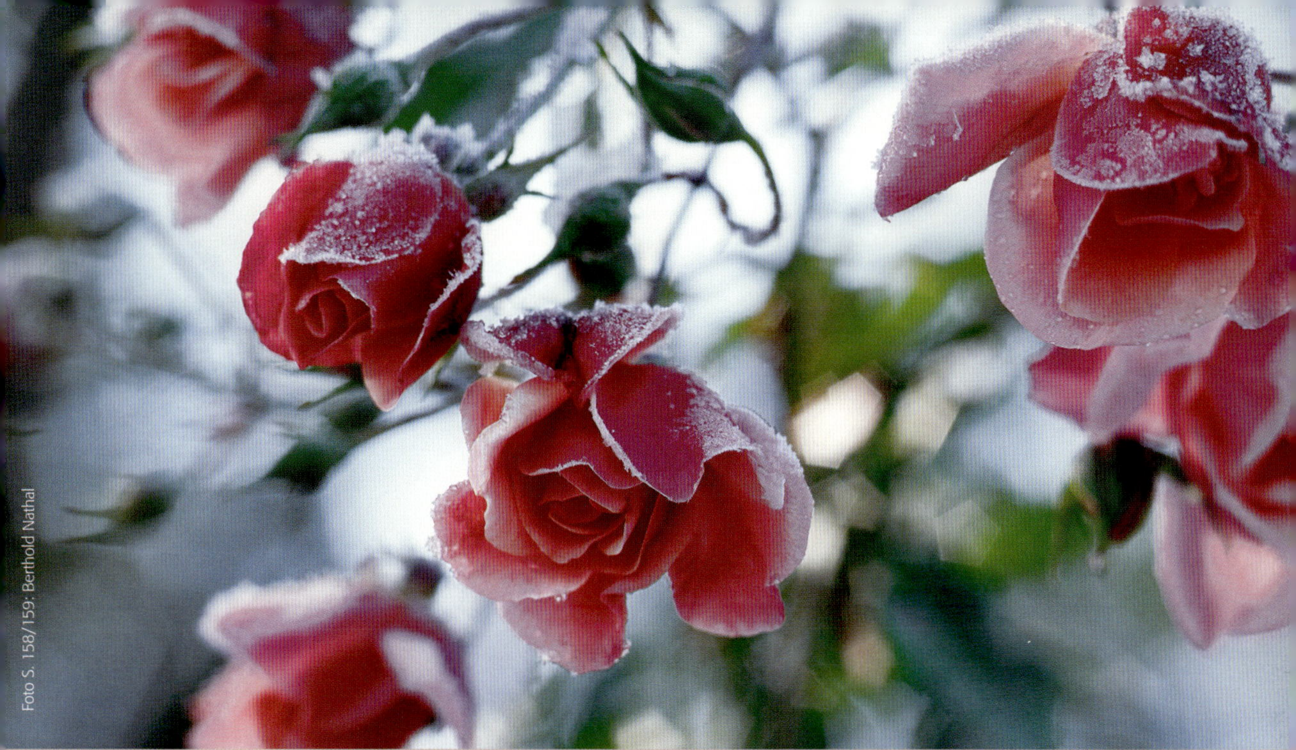

Foto S. 158/159: Berthold Nathal

Auch der längste Winter geht einmal zu Ende
und die Vögel heben an zu singen.

BENEDIKT AMBACHER

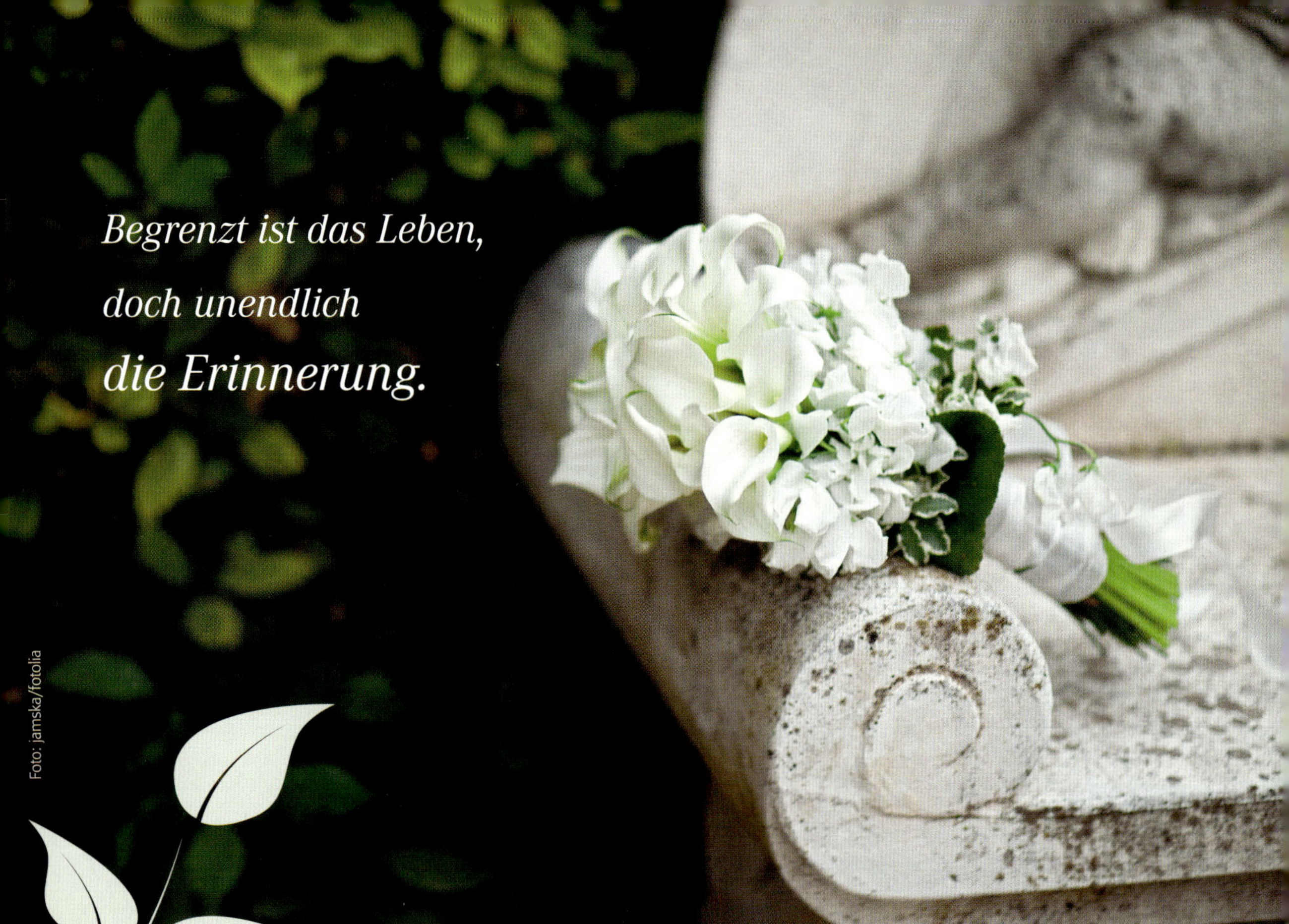

Begrenzt ist das Leben,
doch unendlich
die Erinnerung.

Foto: jamska/fotolia

Eine Stimme, die so vertraut war, schweigt.

Ein Mensch, der immer für uns da war, lebt nicht mehr.

Vergangene Bilder ziehen in Gedanken vorbei.

Erinnerung und Dankbarkeit bleiben.

Weiß ich den Weg auch nicht,
du weißt ihn wohl;
das macht die Seele still und friedvoll.

HEDWIG VON REDERN

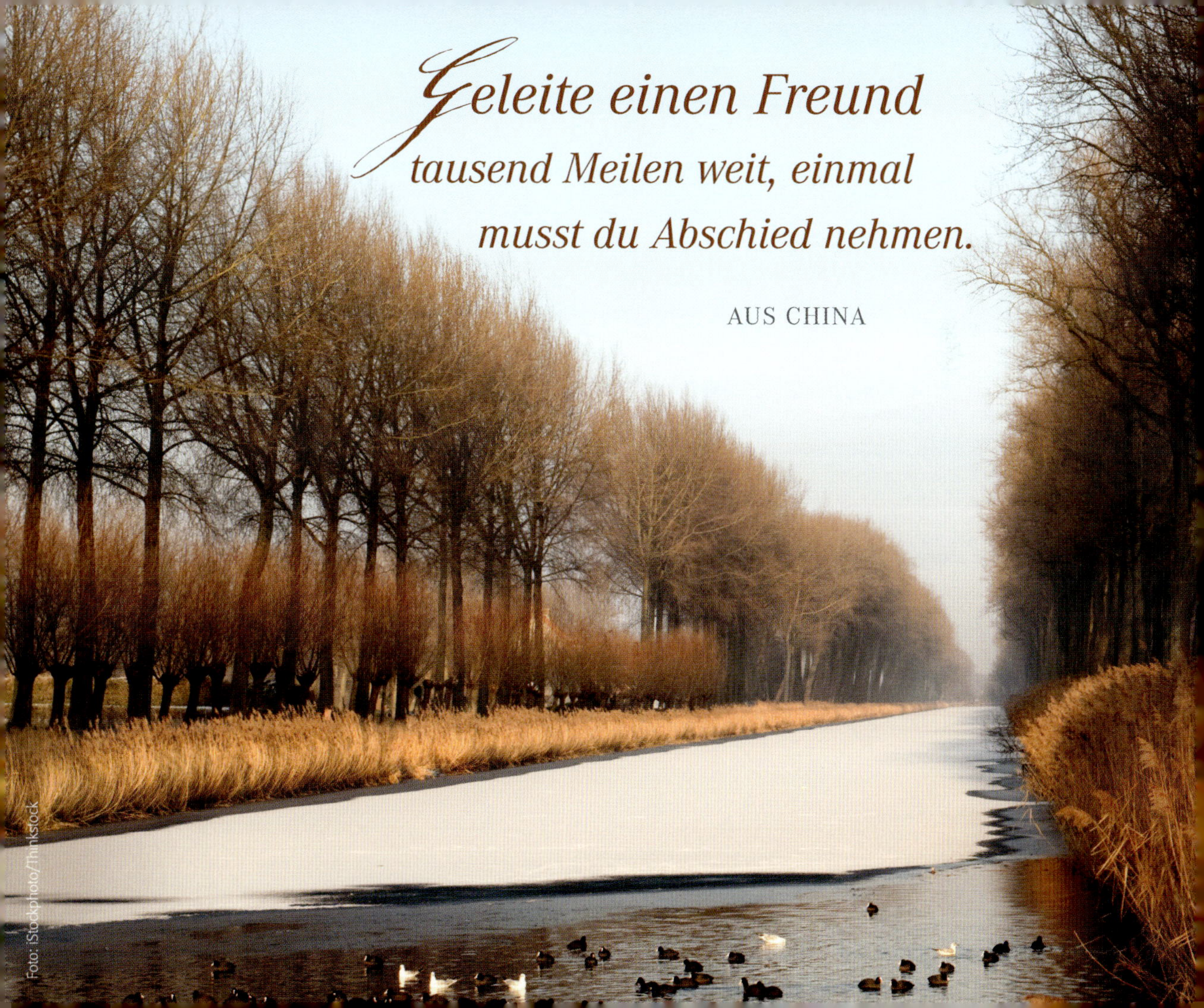

*Geleite einen Freund
tausend Meilen weit, einmal
musst du Abschied nehmen.*

AUS CHINA

Foto: iStockphoto/Thinkstock

Oft hätten wir nicht den Mut,
etwas zu beginnen und auch durchzustehen,
wenn wir bereits den ganzen Weg *kennen würden.*
Wenn wir dann aber zurückschauen und sehen,
wozu wir fähig sind, können wir
im dankbaren Verweilen Kraft schöpfen, *um auch*
das Heute und Morgen zu bestehen.

OTTILIA MAAG

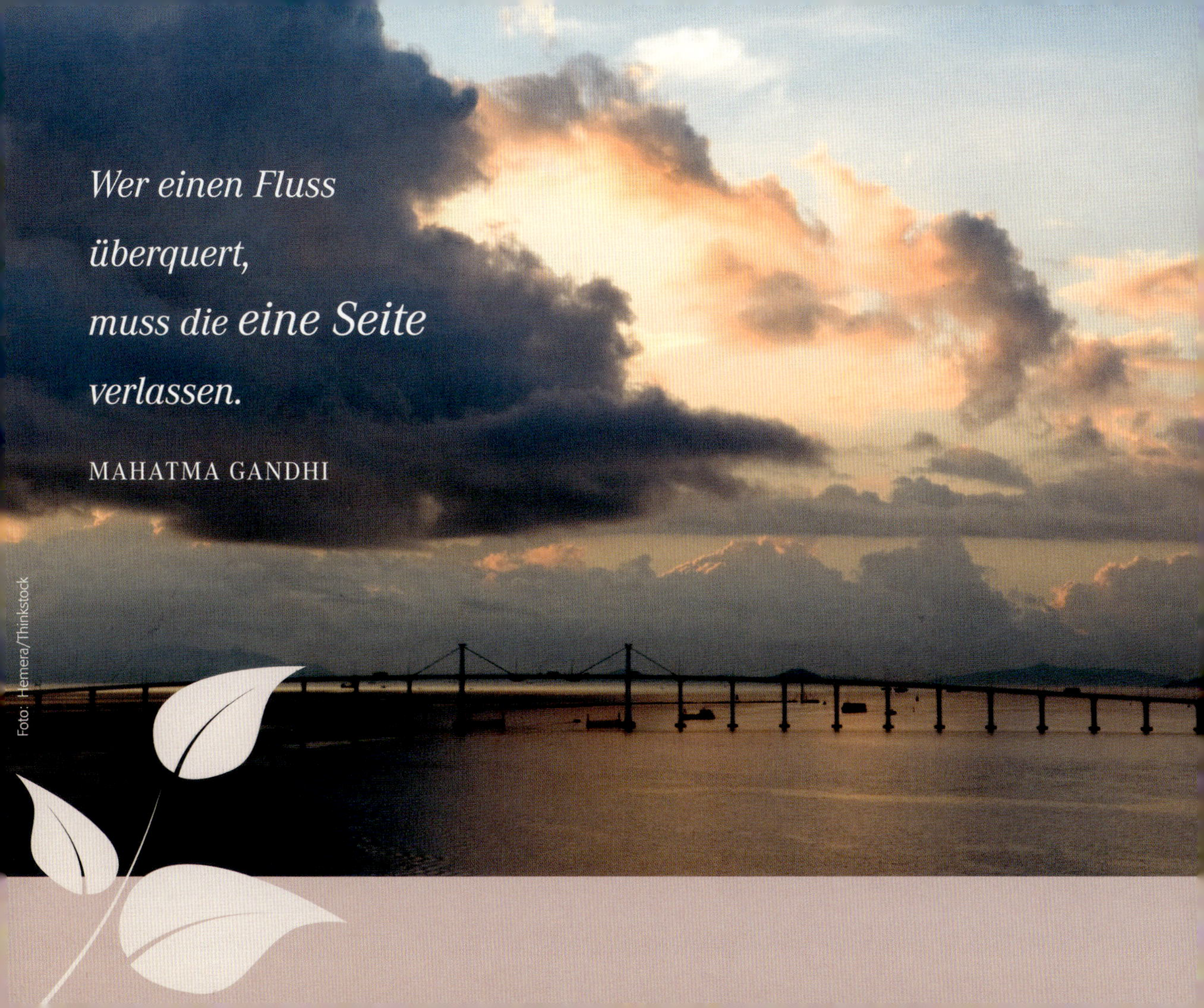
Wer einen Fluss
überquert,
muss die eine Seite
verlassen.
MAHATMA GANDHI
Foto: Hemera/Thinkstock

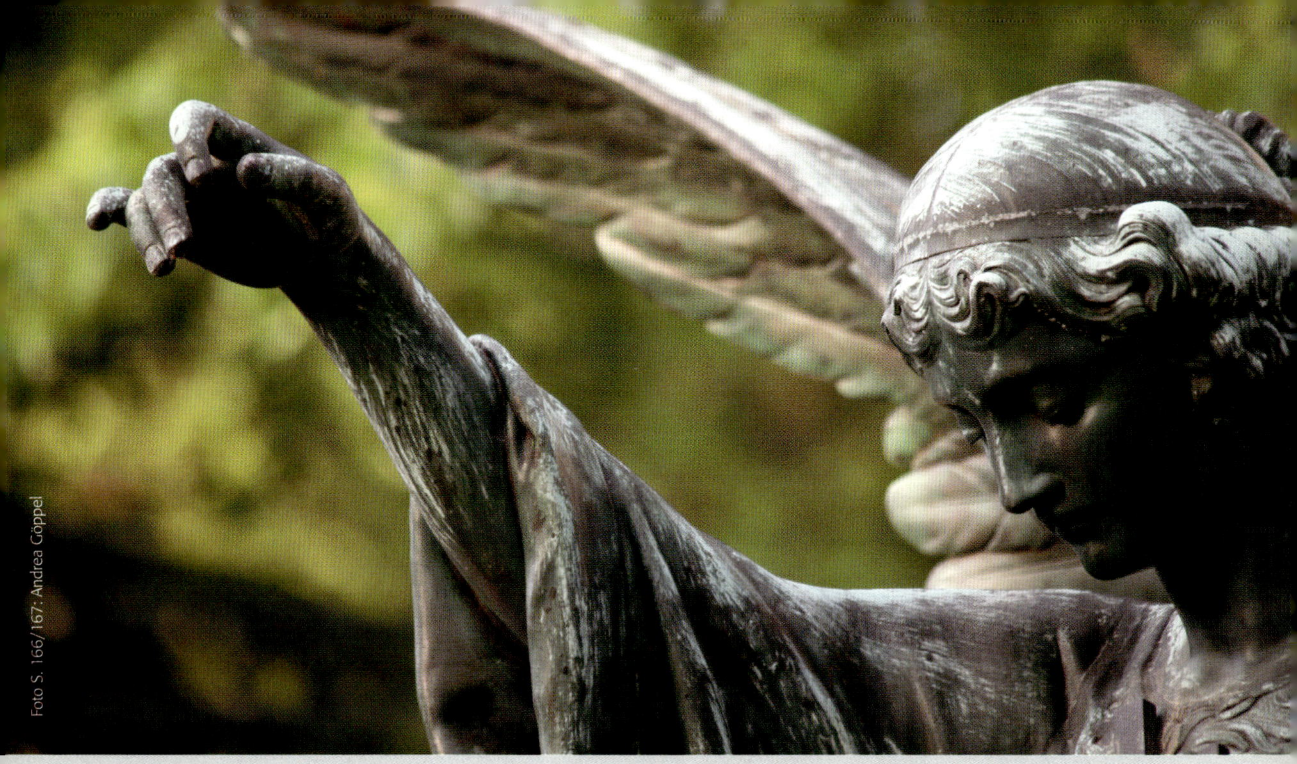

Foto S. 166/167: Andrea Göppel

Dankbarkeit und Liebe
sind die Engel des Abschieds.

EWALD VON KLEIST

Erforsche das Gute,
das dir schon widerfahren ist,
und du wirst daraus Vertrauen gewinnen
für die Zukunft.

WALTER REISBERGER

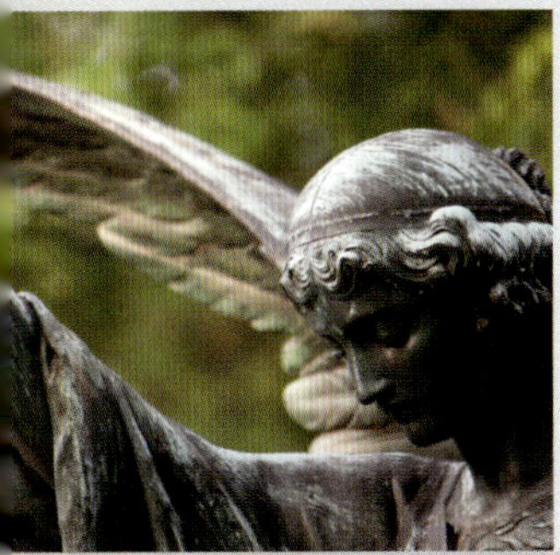

Du bist ins Leere entschwunden,

aber im Blau des Himmels

hast du eine unfassbare Spur *zurückgelassen,*

im Wehen des Windes unter Schatten

ein unsichtbares Bild.

RABINDRANATH TAGORE

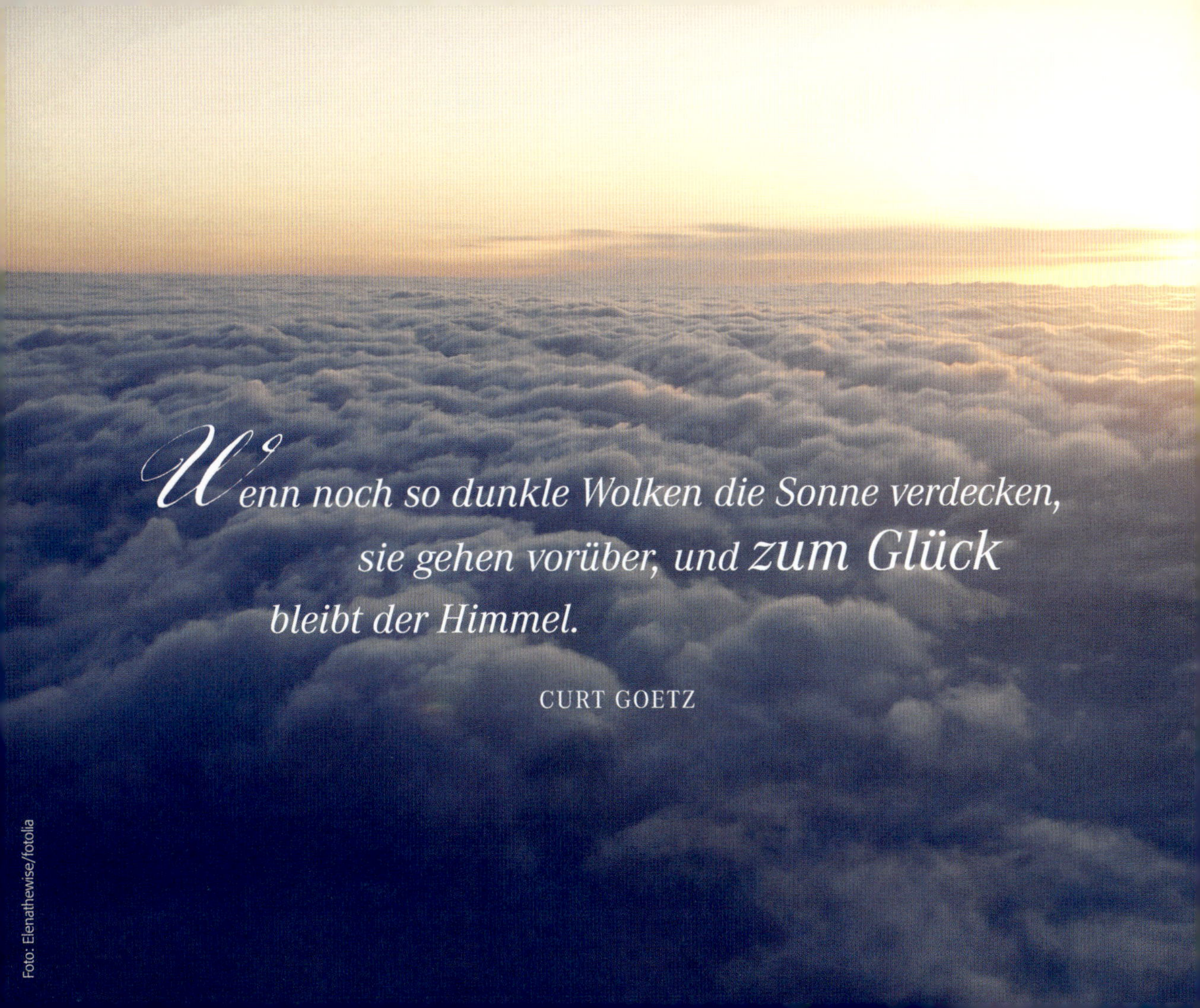
Wenn noch so dunkle Wolken die Sonne verdecken,
sie gehen vorüber, und zum Glück
bleibt der Himmel.
CURT GOETZ

Foto: Elenathewise/fotolia

Wenn ich tot bin, darfst du gar nicht trauern,
meine Liebe wird mich überdauern, und in fremden Kleidern
dir begegnen und dich segnen.

JOACHIM RINGELNATZ

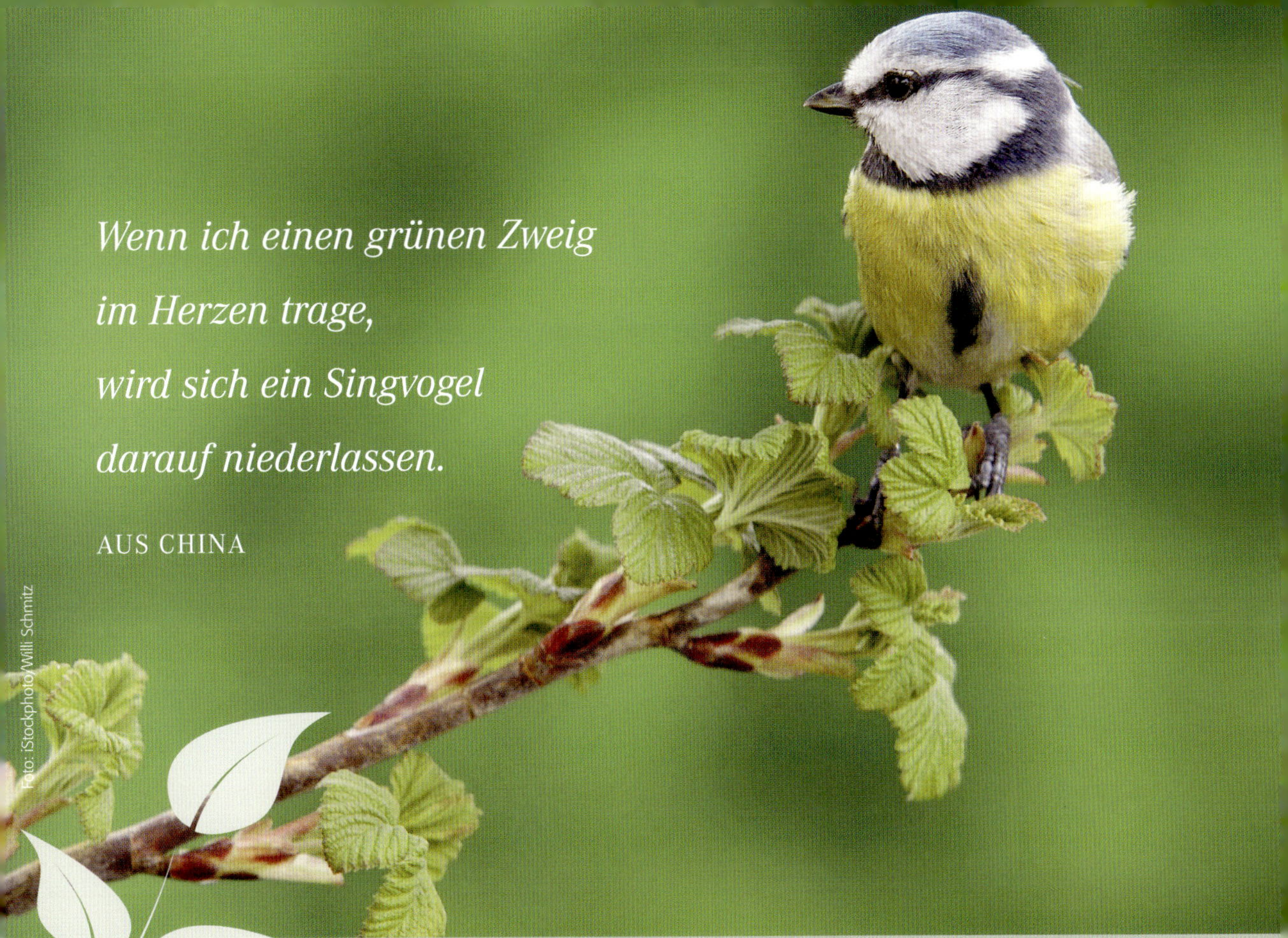

Wenn ich einen grünen Zweig
im Herzen trage,
wird sich ein Singvogel
darauf niederlassen.

AUS CHINA

Foto: iStockphoto/Willi Schmitz

Wie wir, schweben die Sterne
in abwechselnder Erleuchtung und Verdunklung;
aber uns ist, wie ihnen,
im Zustand der Verfinsterung doch ein tröstender,
hoffnungsvoller Schimmer,
leuchtender und erleuchteter Mitstern gegönnt.

NOVALIS

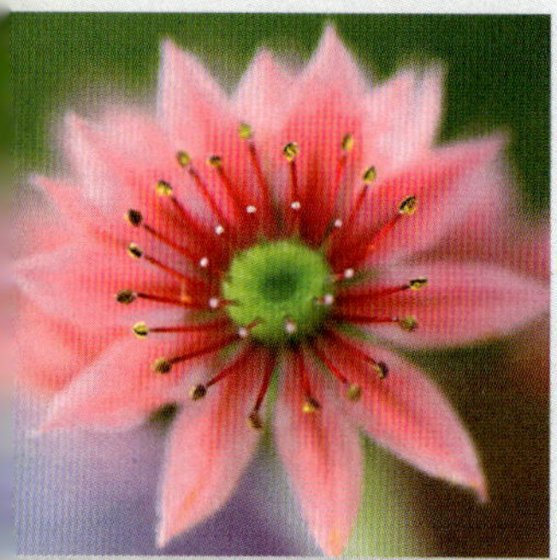

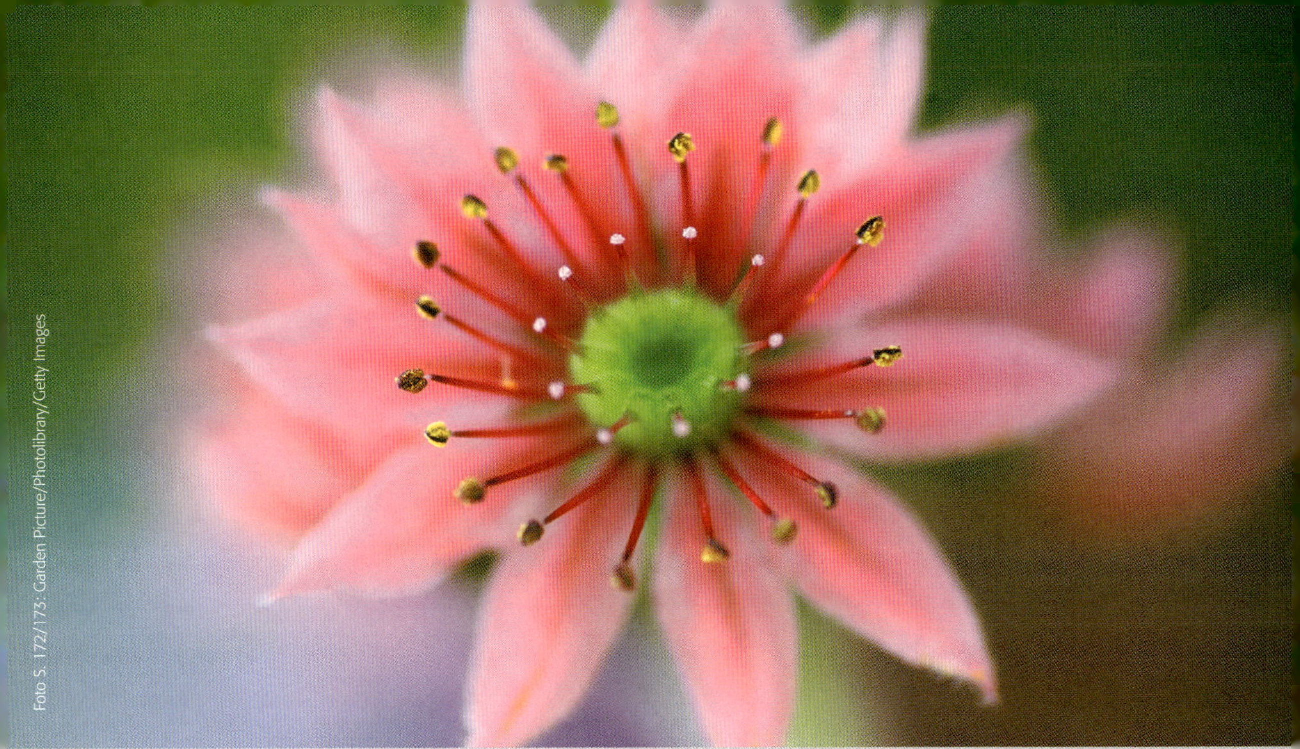

Foto S. 172/173: Garden Picture/Photolibrary/Getty Images

Erinnerungen sind **kleine Sterne,**

die tröstend in das Dunkel unserer Trauer leuchten.

IRMGARD ERATH

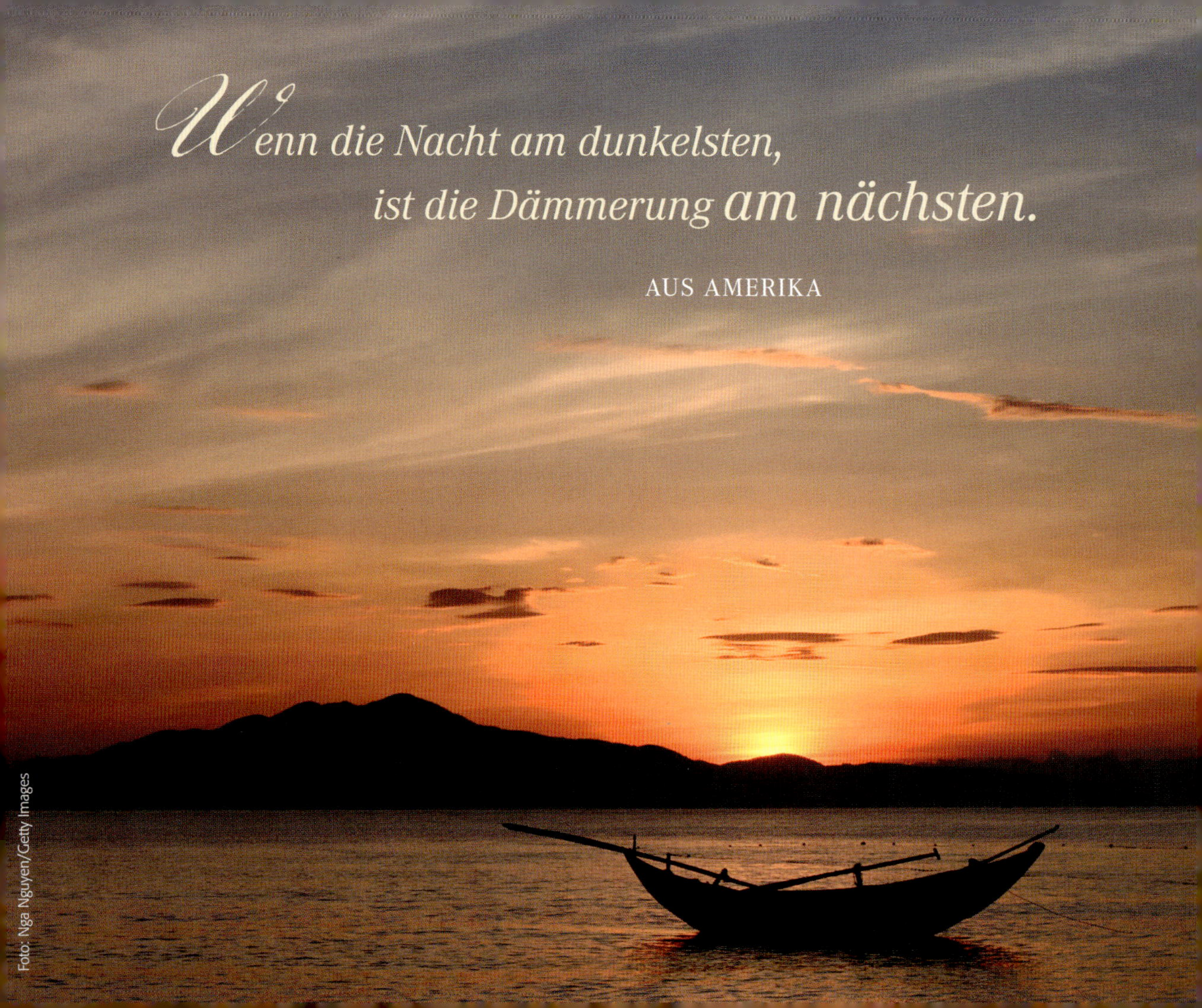
Wenn die Nacht am dunkelsten,
ist die Dämmerung am nächsten.
AUS AMERIKA

Foto: Nga Nguyen/Getty Images

Im Sternenverglimmen wohnt der neue Tag,

neues Leben, neues Licht, *Hoffnung, Zuversicht.*

HANS-JOSEF BUHRE

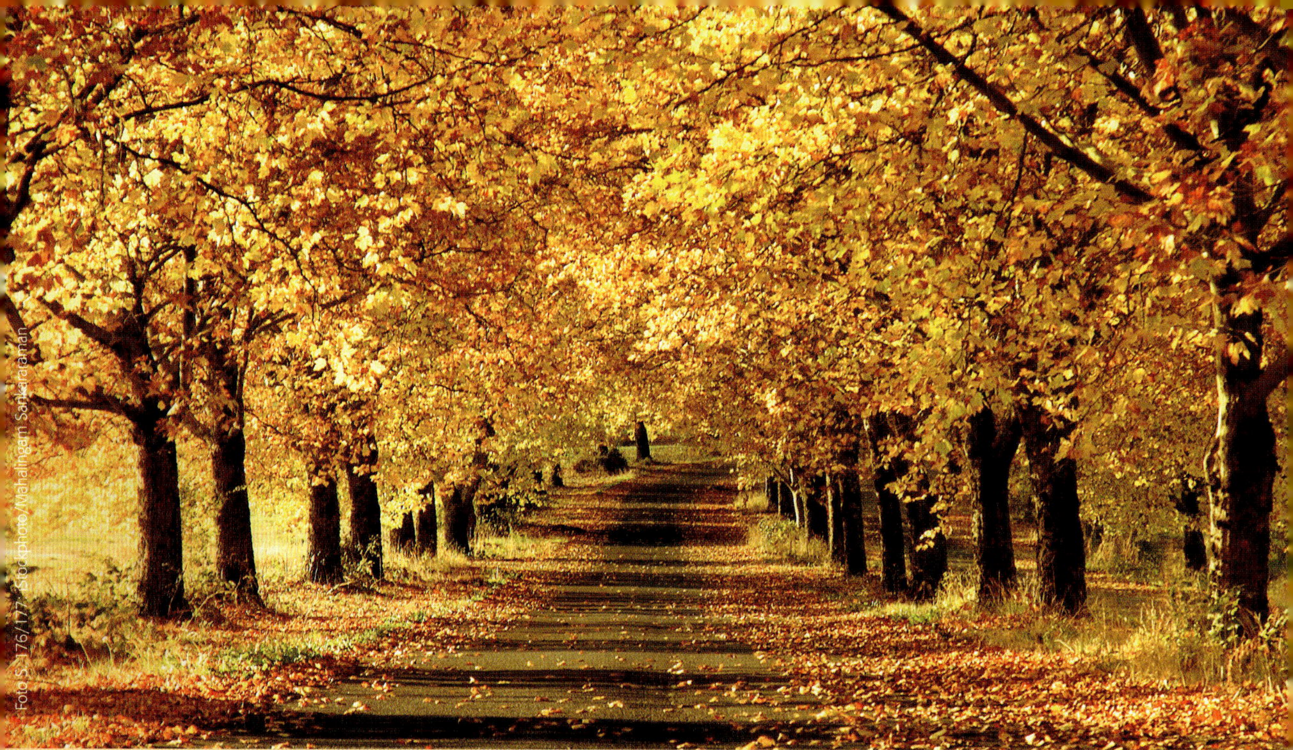
Foto S. 176/177: Stockphoto/Mahalingam Sankararaman

Die Zeit heilt nicht alles, aber rückt vielleicht das Unheilbare aus dem Mittelpunkt.

LUDWIG MARCUSE

Es hat für jede Seelenwunde,
wie tief sie brennt, die Zeit, die große Trösterin,
den wahren Balsam.

CHRISTOPH MARTIN WIELAND

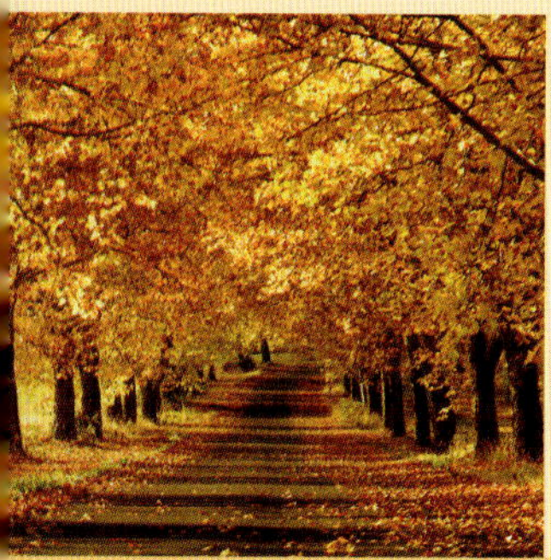

Mögest du Ruhe finden, wenn der Tag sich neigt
und deine Gedanken noch einmal die Orte aufsuchen,
an denen du heute **Gutes erfahren hast.**

ALTIRISCHER SEGENSWUNSCH

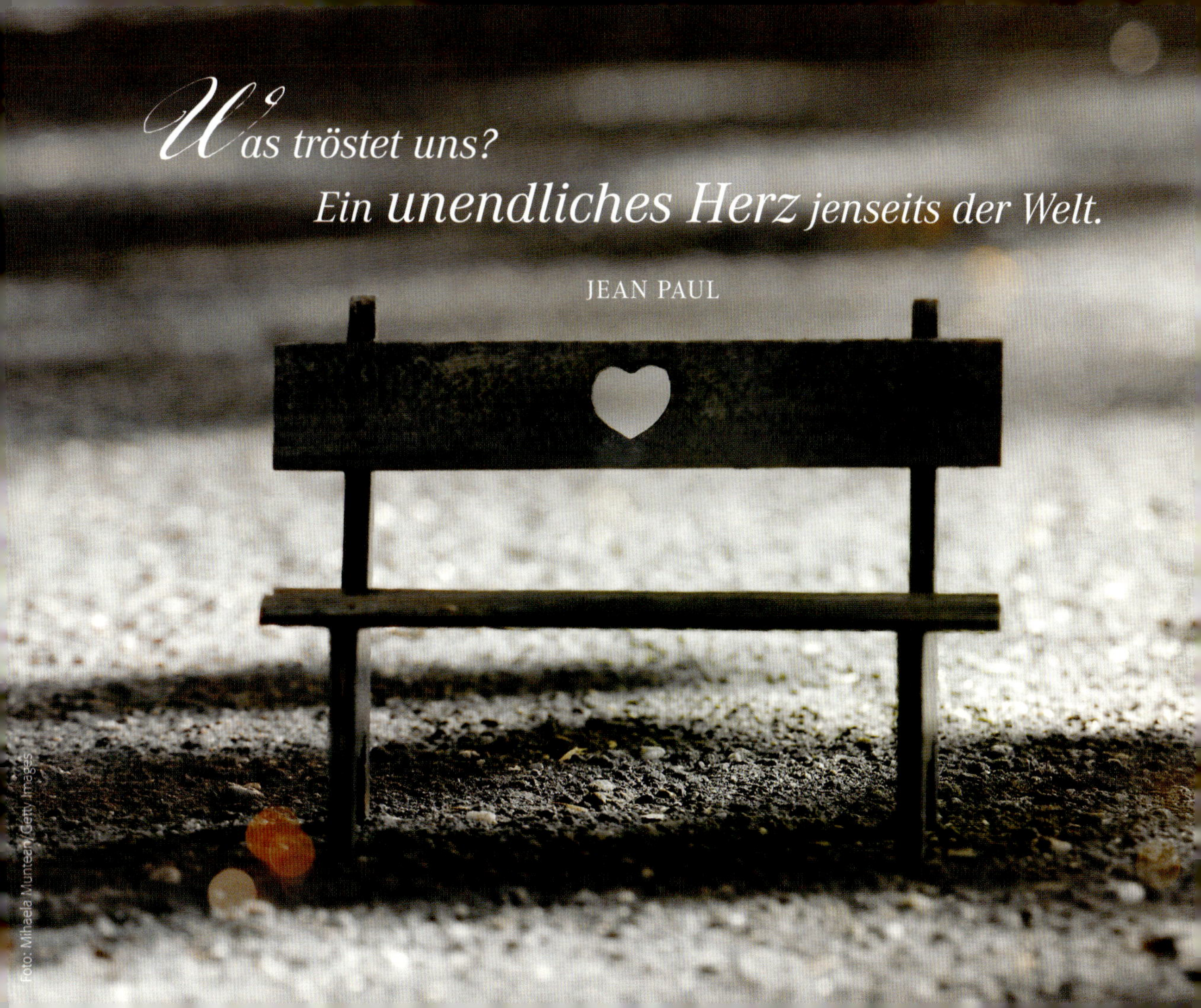
Was tröstet uns?
Ein unendliches Herz jenseits der Welt.
JEAN PAUL

Foto: Mihaela Munteanu/Getty Images

Ein Engel ist jemand,

den Gott dir ins Leben schickt,

unerwartet und unverdient,

damit er dir, wenn es ganz dunkel ist,

ein paar Sterne anzündet.

PHIL BOSMANS

Wir werden
Frieden finden,
wir werden den
Engeln lauschen
und den Himmel sehen,
funkelnd von Diamanten.

ANTON TSCHECHOW

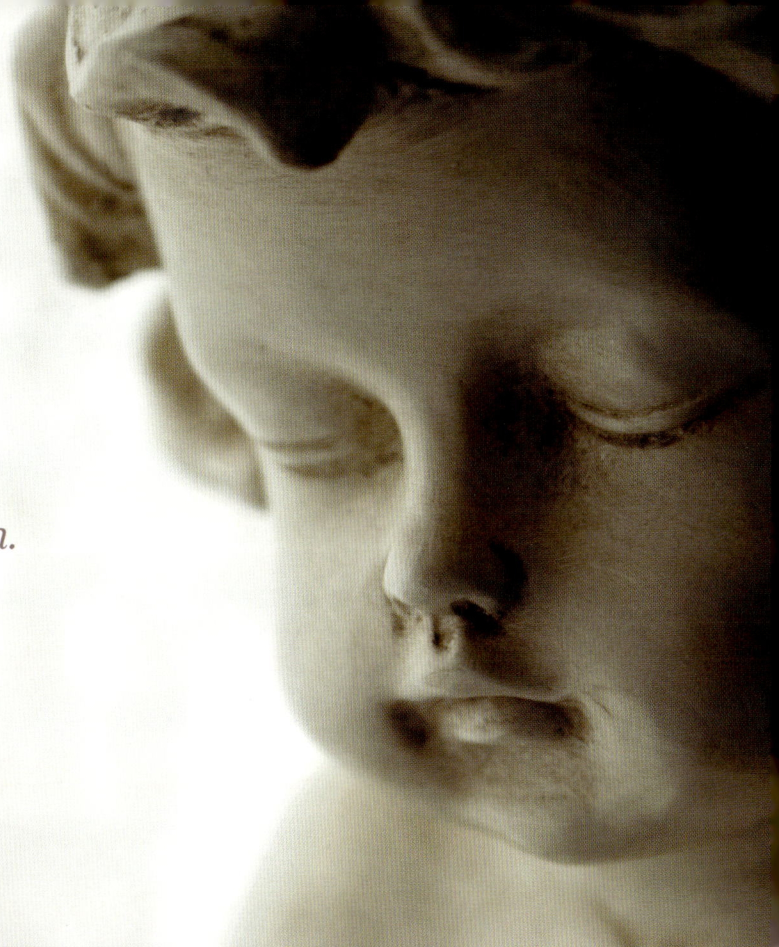

Foto: iStockphoto/Thinkstock

Je schöner und voller die Erinnerung,
desto schwerer die Trennung. Aber die Dankbarkeit
verwandelt die Erinnerung in eine stille Freude.
Man trägt das vergangene Schöne
wie ein kostbares Geschenk in sich.

DIETRICH BONHOEFFER

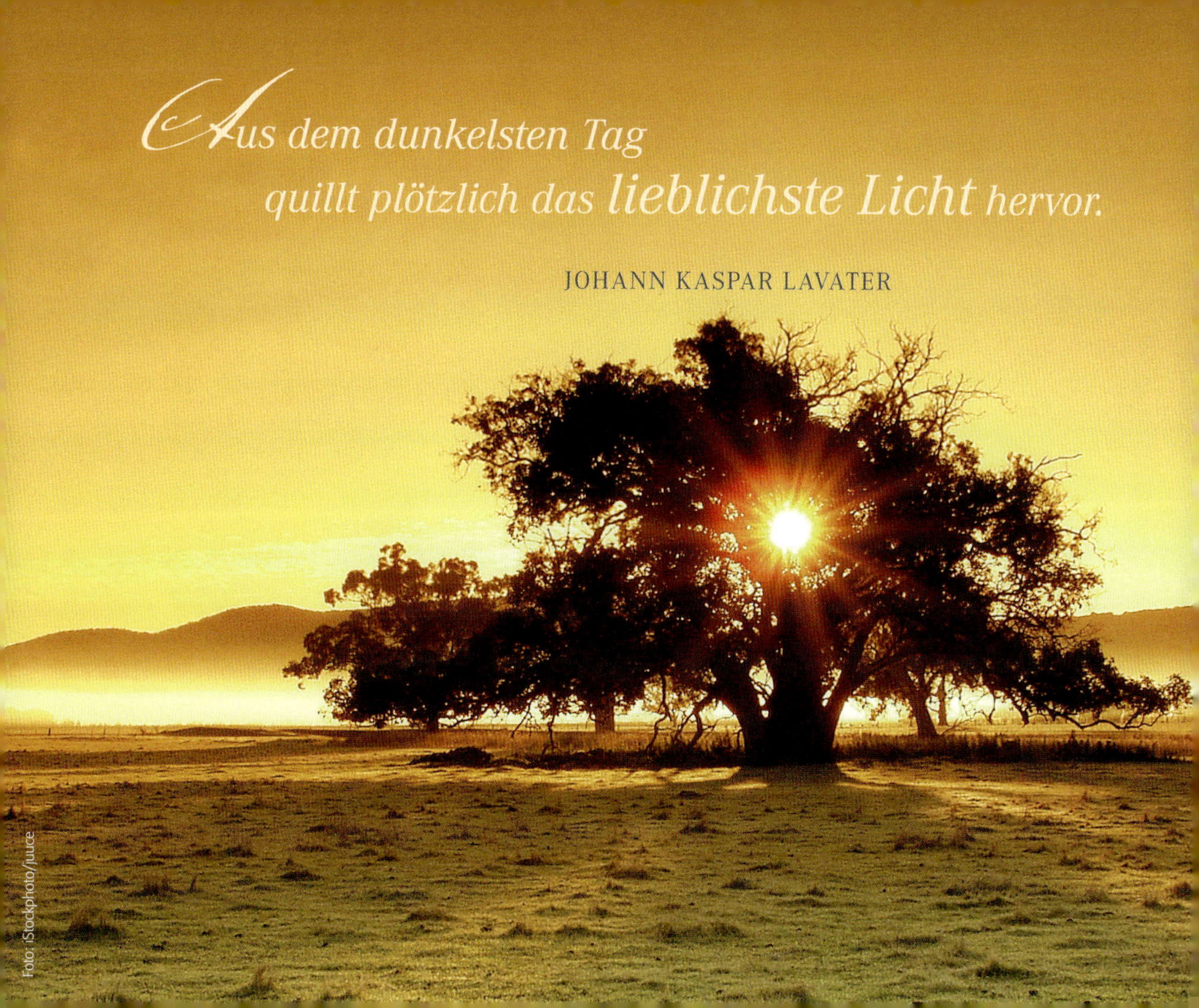
Aus dem dunkelsten Tag
quillt plötzlich das lieblichste Licht hervor.
JOHANN KASPAR LAVATER
Foto: iStockphoto/juuce

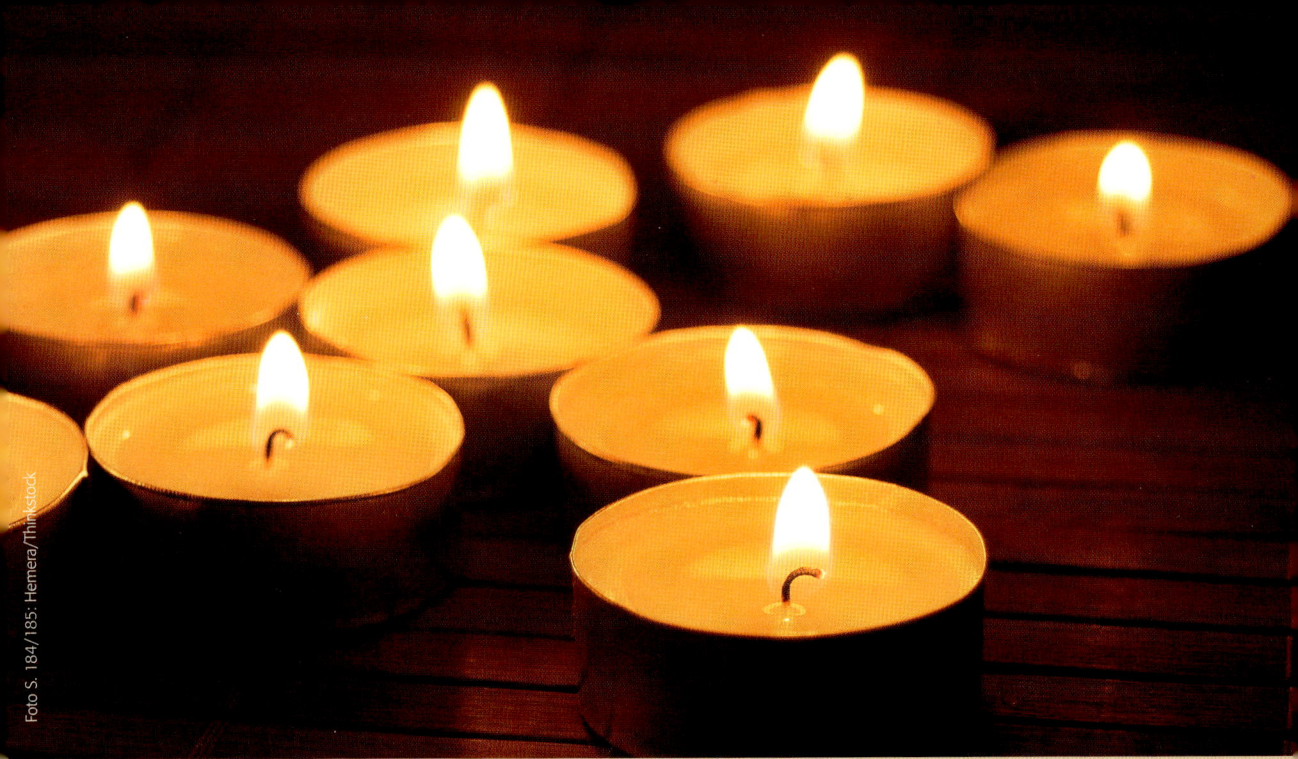

Foto S. 184/185: Hemera/Thinkstock

Hoffnung ist wie eine Kerze,
die mit ihrem Schein Licht in das Dunkel trägt.

WALTER REISBERGER

Hebe deine Augen auf

und du wirst die Sterne sehen!

VON DEN PHILIPPINEN

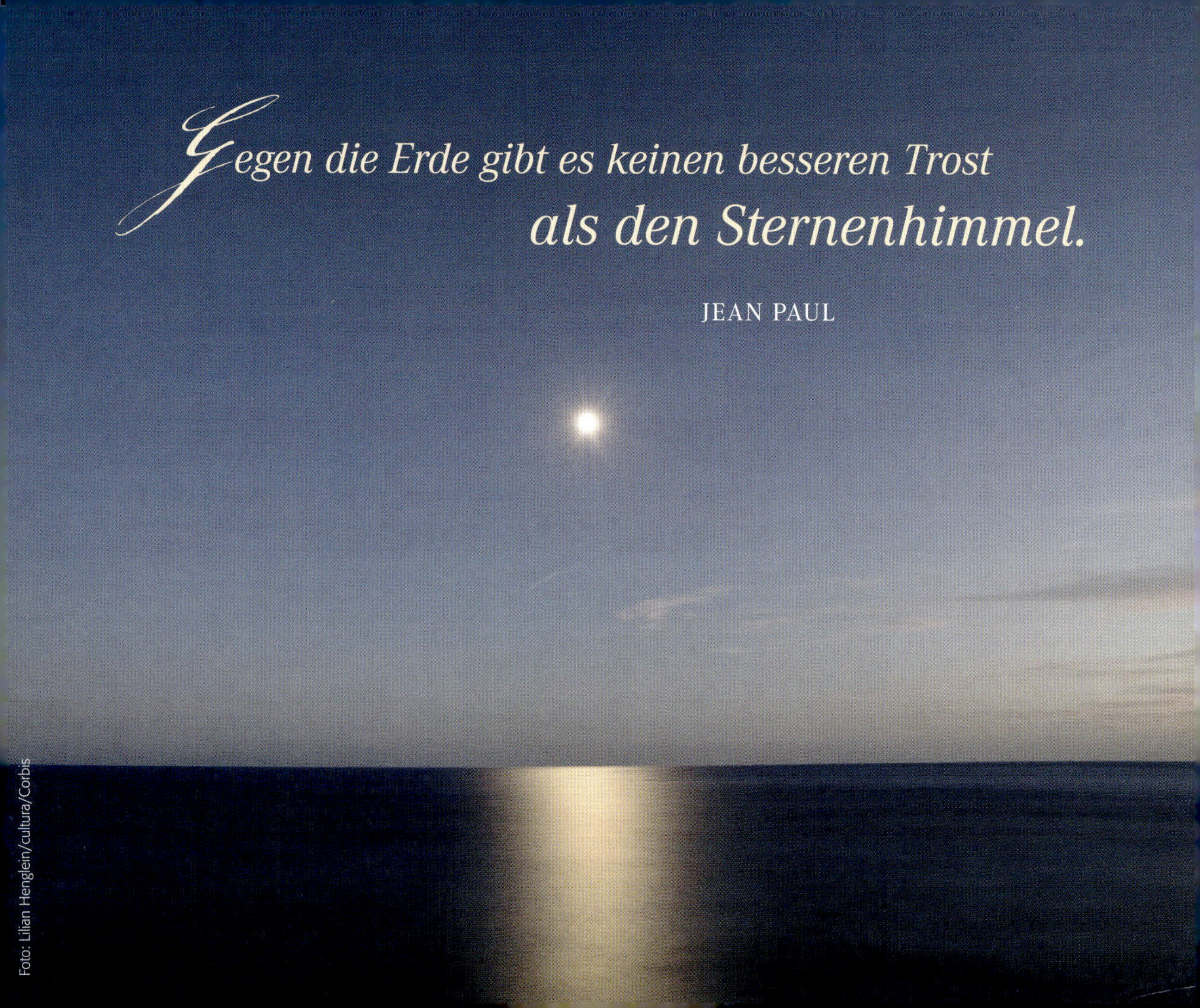
Gegen die Erde gibt es keinen besseren Trost
als den Sternenhimmel.
JEAN PAUL

Foto: Lilian Henglein/cultura/Corbis

Von guten Mächten wunderbar geborgen,

erwarten wir getrost, was kommen mag.

Gott ist bei uns *am Abend und am Morgen*

und ganz gewiss an jedem neuen Tag.

DIETRICH BONHOEFFER

Möge dein Weg dir freundlich entgegenkommen,
möge der Wind dir den Rücken stärken. Möge die Sonne
dein Gesicht erhellen und der Regen um dich her
die Felder tränken. Und bis wir beide, du und ich, uns wiedersehen,
möge Gott dich schützend in seiner Hand halten.

IRISCHER SEGENSWUNSCH

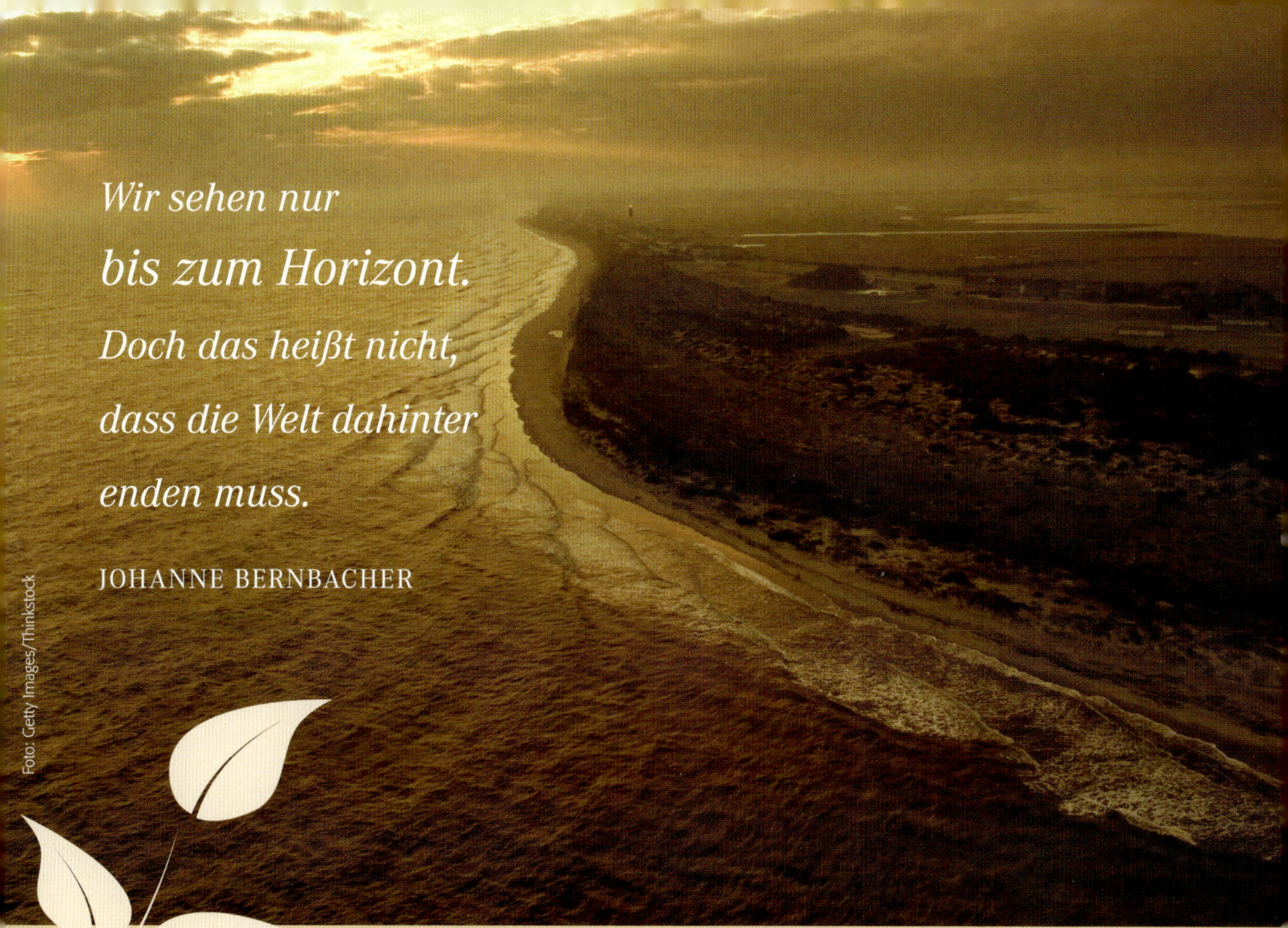

Wir sehen nur
bis zum Horizont.
Doch das heißt nicht,
dass die Welt dahinter
enden muss.

JOHANNE BERNBACHER

Foto: Getty Images/Thinkstock

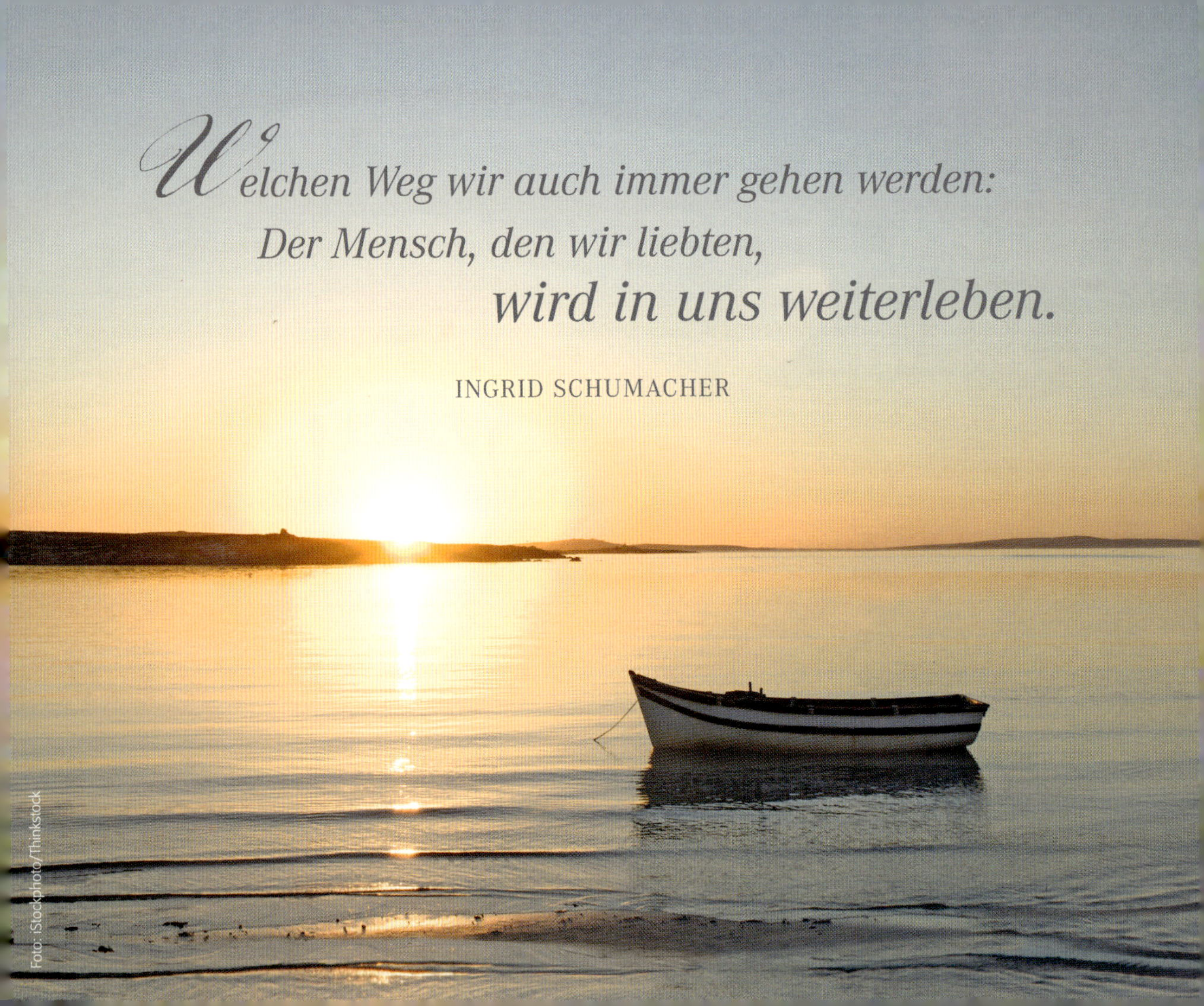
Welchen Weg wir auch immer gehen werden:
Der Mensch, den wir liebten,
wird in uns weiterleben.
INGRID SCHUMACHER
Foto: iStockphoto/Thinkstock

Ein Lächeln schenken

Geschenke sollen ein Lächeln auf Gesichter zaubern und die Welt für einen Moment zum Stehen bringen. Für diesen Augenblick entwickeln wir mit viel Liebe immer neue GROH-Geschenke, die berühren.

In ihrer großen Themenvielfalt und der besonderen Verbindung von Sprache und Bild bewahren sie etwas sehr Persönliches.

Den Menschen Freude zu bereiten und ein Lächeln zu schenken, das ist unser Ziel seit 1928.

Ihr

Joachim Groh

GROH

Hoffnung & Trost

Passend zu diesem Titel gibt es noch weitere Bücher:

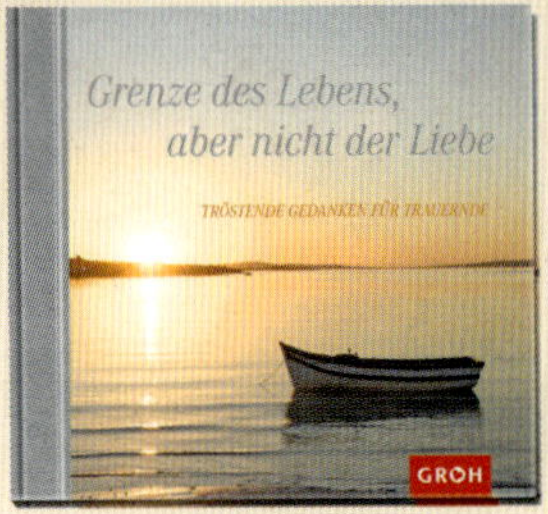

GRENZE DES LEBENS
ISBN 978-3-86713-616-7

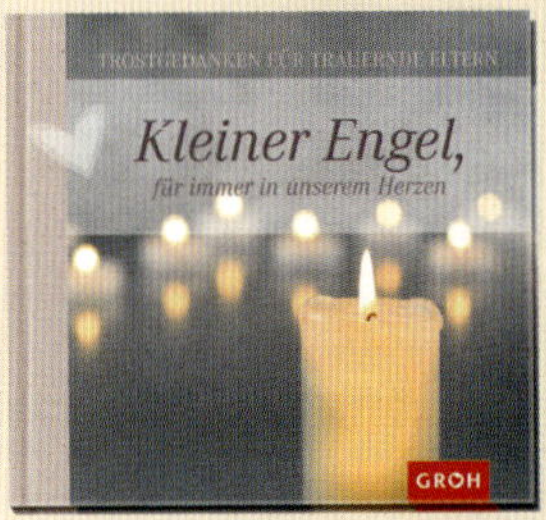

KLEINER ENGEL
ISBN 978-3-86713-614-3

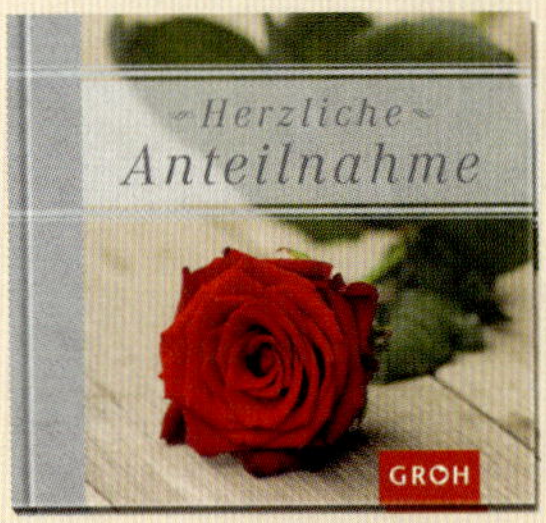

HERZLICHE ANTEILNAHME
ISBN 978-3-86713-646-4

Immer eine gute Geschenkidee: www.groh.de

Herausgeberin: Dorothée Bleker

Textnachweis:
Wir danken allen Autoren bzw. deren Erben, die uns freundlicherweise die Erlaubnis zum Abdruck von Texten erteilt haben.
Der Text von Hermann Hesse (S. 27) ist folgender Quelle entnommen: Hermann Hesse, Sämtliche Werke, Bd. 10: Die Gedichte © Suhrkamp Verlag, Frankfurt am Main 2002. Dem C.H.Beck Verlag danken wir für die Genehmigung des Textes von Albert Schweitzer (S. 37 u. S. 49, © C.H.Beck Verlag, München).
Der Text von Thomas Mann (S. 45) stammt aus: Thomas Mann, Politische Schriften und Reden. © S. Fischer Verlag GmbH, Frankfurt am Main 1968. Dem J. P. Bachem Verlag danken wir für den Text von Georges Bernanos (S. 70) aus: Die Freude von Georges Bernanos. Erschienen im Verlag Jakob Hegner, Köln © J. P. Bachem Verlag GmbH, Köln, sowie dem S. Fischer Verlag für den Text von Anne Frank aus: Anne Frank Tagebuch. Einzig autorisierte und ergänzte Fassung Otto H. Frank und Mirjam Pressler. © 1991 by ANNE FRANK-Fonds, Basel. Alle Rechte vorbehalten S. Fischer Verlag GmbH, Frankfurt am Main. Der Text von Thornton Wilder auf S. 74 stammt aus: Thornton Wilder, Die Brücke von San Luis Rey. © S. Fischer Verlag GmbH, Frankfurt am Main 1951. Die Texte von Dietrich Bonhoeffer auf S. 81, 182 u. 187 sind folgenden Quellen entnommen: Dietrich Bonhoeffer, Widerstand und Ergebung © 1998, Gütersloher Verlagshaus, Gütersloh, in der Verlagsgruppe Random House GmbH / Dietrich Bonhoeffer, Widerstand und Ergebung © 1998, Gütersloher Verlagshaus, Gütersloh, in der Verlagsgruppe Random House GmbH / Dietrich Bonhoeffer, Widerstand und Ergebung © 1998, Gütersloher Verlagshaus, Gütersloh, in der Verlagsgruppe Random House GmbH. Für den Text von Antoine de Saint-Exupéry auf S. 93 (aus: Der kleine Prinz. (Kap. XXVI) © 1950 und 2008 Karl Rauch Verlag, Düsseldorf) danken wir dem Karl Rauch Verlag. Der Text von Curt Goetz (S. 169) stammt aus: Curt Goetz, Dreimal täglich © Rechte bei der Dimufidra AG, der Text von Ludwig Marcuse (S. 176) aus: Denken mit Ludwig Marcuse Copyright (c) 1973, 1984, 2008 Diogenes Verlag AG Zürich, sowie der Text von Phil Bosmans auf S. 180 aus: Phil Bosmans, Nimm dir Zeit zum Glücklichsein, Brevier für jeden Tag, aus dem Niederländischen von Ulrich Schütz © Verlag Herder GmbH, Freiburg im Breisgau, 4. Auflage 1998.

Titelbild, S. 2 u. S. 190: iStockphoto/Thinkstock
Layout und Satz: Petra Schmidt

ISBN 978-3-86713-648-8

117003-5052-01